新\时\代\中\华\传\统\文\化
▪ 知识丛书 ▪

中医药文化

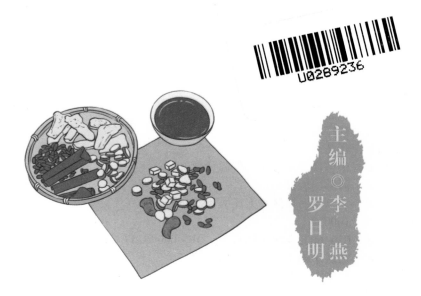

主编◎李燕 罗日明

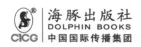
海豚出版社
DOLPHIN BOOKS
CICG 中国国际传播集团

图书在版编目（CIP）数据

中医药文化 / 李燕 , 罗日明主编 . -- 北京 : 海豚
出版社 , 2023.4
　（新时代中华传统文化知识丛书）
　ISBN 978-7-5110-6325-0

　Ⅰ . ①中… Ⅱ . ①李… ②罗… Ⅲ . ①中国医药学—
文化—普及读物 Ⅳ . ① R2-05

中国国家版本馆 CIP 数据核字（2023）第 040661 号

新时代中华传统文化知识丛书
中医药文化
李　燕　　罗日明　主编

出 版 人　王　磊
责任编辑　李文静
封面设计　郑广明
责任印制　于浩杰　蔡　丽
法律顾问　中咨律师事务所　殷斌律师
出　　版　海豚出版社
地　　址　北京市西城区百万庄大街 24 号
邮　　编　100037
电　　话　010-68325006（销售）　010-68996147（总编室）
印　　刷　艺通印刷（天津）有限公司
经　　销　新华书店及网络书店
开　　本　710mm×1000mm　　1/16
印　　张　10
字　　数　85 千字
印　　数　5000
版　　次　2023 年 4 月第 1 版　2023 年 4 月第 1 次印刷
标准书号　ISBN 978-7-5110-6325-0
定　　价　39.80 元

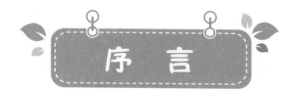

序 言

中医药学是一门包罗万象的学科，是我国传统文化的重要组成部分，具有很强的专业性，很多人想了解它，却时常因为中医理论的深奥而感觉无从下手，因为众多难懂的名词而退缩。

其实，中医药文化距离我们并不遥远，在我们的日常生活中处处都有中医药文化的身影：泡水喝的药茶、按摩、拔火罐、炖肉用的调料……中医药文化早已融入我们的生活，直到今天依旧在发挥着不可替代的作用。

中华民族拥有五千年的文明，中医药文化也有几千年的历史，我们的祖先在实践与发展中逐渐积累归纳最终形成了独特的中医药理论体系，它是中华民族传统文化中的一颗灿烂的明珠。弘扬中华传统文化，必然不能忽视中医药文化。

本书正是在此思考之下进行编著的，全书共分为八章，分别从中医药的概述、中医理论、中医保健方式、中医名家和著作、中药材以及民族医药等方面来介绍中医药文化。

中医理论是中医的基础，要想了解中医药文化，必然要先了解中医的一些基础理论，因此本书较为全面地介绍了中医的理论，为大家学习和了解其他内容打下基础。中医独特的保健方式这一章介绍了中医主要的治疗、保健手法，其中很多方法具有较高的实用价值。中医名家和中医药学名著这两章，介绍了历史上鼎鼎大名的中医药学家和影响深远的著作，通过这些，让同学们认识到中医药学的伟大。中药材这一章详细介绍了中药材的分类、产地、药性配伍等知识。民族医药这一章主要介绍了我国民族医药的发展和特点。

　　中医文化博大精深，本书对中医药文化进行了简单的介绍，可以使同学们对中医药文化有初步的认识，从而树立对传统中医药文化的信心，同时增强民族自豪感。

目 录

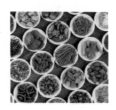

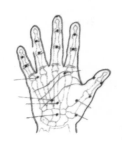

第三章　中医独特的保健方式

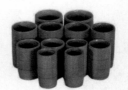

第四章　中医名家

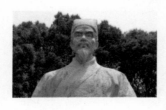

第五章　中医药学名著

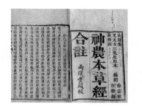

第六章　中药材

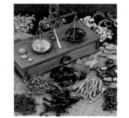

第七章　民族医药

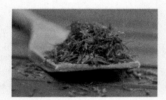

第一章

中医药文化
源远流长

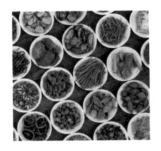

一、了解中医药的起源

中医药文化是中国人民创造出来的医药学理论，是我国独有的医药学宝藏。那么最早的时候，人们是怎么发现可以治病的中药材的？中医药又经历了怎样的发展和变化？接下来我们就一起了解一下吧。

在原始社会时期，人们采集植物的茎、叶、果实等当作食物，在长期的实践中，逐渐总结出了哪些植物有毒有害，哪些植物有益或有特殊作用。人们为了避免受到伤害，便把这些经验积累下来，便有了最早的药物学知识。

那时，人类对于疾病没有科学的认识，并且因为崇拜自然，便认为身体的疾病受自然中的神秘力量控制，所以生病的人会求助于巫师。巫师是古时候专门从事祈祷、祭祀、占卜活动的人，人们认为巫师拥有特殊技能，能够和神秘力量沟通，所以能治愈疾病。其实是巫师对人的身体构造有了初步的认识，并掌握了一些草药的药性，所以偶尔能治愈一些对症的疾病。

随着历史的发展，人们逐渐认识到自然界的神秘事件其实只是自然现象，并不存在所谓的神秘力量，身体生病也是正常现象，可能是自然因素的侵袭，也可能是自身的饮食、起居出了问题。人们需要适应自然变化，了解身体的结构和生病的原因，并用药物来进行调理才能治愈疾病。于是，人们开始重视一些对治疗疾病有帮助的植物、动物、矿物等，也开始重视会使用药物的人。慢慢地，人们发现了更多有治疗作用的药材，也发明了更多的治疗方式，比如针刺、艾灸等，医生这个职业也逐渐诞生。

医生致力于研究人体结构、疾病发生的原因和各种中药材。他们经过长期的实践，积累了丰富的经验，获得了相关的知识。这些医生把对人体结构的认识、诊断和治疗疾病的方法、中药材的使用进行总结归纳，写成医书，逐渐形成中医理论。

早在距今两千多年前的春秋战国时期，中医理论就已经形成，并出现了医学分科，内科主要治疗外感病和内伤病，外科主要治疗外伤、皮肤病等。这时的治疗方法也很多，有汤药、砭石、艾灸、导引等。

这一时期，还出现了我国最早的一部医学典籍——《黄帝内经》，它建立了中医的理论基础，对后世影响深远。

秦汉时期，是中医繁荣发展的时期，以"建安三神医"为代表的具有高明医术和高尚医德的医生，致力于对人体生理、病理的进一步研究，提出了许多新的理论并留下了医学著作。比如，张仲景提出了"六经辨证"的治疗原则，他的《伤寒杂病论》系统分析了各种外感疾病的原因、症状、发展阶段，并给出对应的

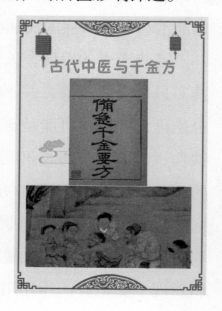

处理方法，奠定了理、法、方、药的理论基础。华佗发明了最早的麻醉剂"麻沸散"，创立了强身健体的"五禽戏"等。董奉为人治病不取钱财，只需病人种几株杏树，后来杏树成林，后世"杏林妙手"一说盖源于此。

到了唐代，"药王"孙思邈，总结前人经验，搜集民间药方，并结合自己长期行医的经验，撰写了《千金要方》，其中对于妇女、儿童疾病的论述，奠定了中医妇科、儿科等学科的基础。在唐代，中国的医学理论和著作就已经走出国门，传播到许多周边国家。

　　明朝时期，著名的医学家李时珍致力于中草药的药理研究，翻遍前人关于医药的典籍，在吸收历代本草著作精华的同时，纠正错误并增加新发现的药物，最终写出了中医药的百科全书《本草纲目》，它是当时世界上最系统、最完整的一部医药学著作。

　　随着社会的发展，西方现代医学的涌入，很多人看病已经习惯选择西医，中医似乎日渐式微。其实，中医在许多方面拥有西医无法比拟的优势，比如，一些中医的传统药方，在治疗现在的一些流行病时，仍旧发挥着重要作用；中医的针灸、拔罐等疗法都被证实具有减轻疼痛，舒筋活络的作用，避免了西药对人体的副作用。

　　中医药文化源远流长，博大精深，包含着精妙的理论和独特的治疗方法，继承和发扬中医药文化，可以为全世界人民带来消除痛苦、疗愈疾病的曙光。

二、一起走近中医文化

在日常生活中，我们如果流清鼻涕，身上发冷，可能就会说自己"着凉"了；如果嗓子疼痛，可能会说自己"上火"了。我们为什么通过一些现象就能判断自己的身体状况，其实这源自中医的医理和诊病方法。

中医对人体的构造、生命活动、生病的原因等进行了归纳概括，形成了中医的基础理论，它主要包括阴阳、五行、运气、脏腑、经络等，这些理论学说是中医诊病、治病的基础。

中国古代哲学用金、木、水、火、土来概括不同事物的不同属性，这被称为五行学说。中医借鉴了五行学说，以五行配五脏，运用五行之间的相生相克来说明五脏之间的关系，用以指导脏腑的疾病治疗。

中医有运气学说，运气指的是五运六气，是根据天文历法五运——木运、火运、土运、金运和水运，五运是天地之气，影响自然界的气候变化；六气则是自然界中风、寒、暑、湿、燥、火六种气候因子。五运六气对应古代的天文历法，用来推算气候变化和疾病发展规律。

中医将人内部器官分为五脏六腑，五脏指的是心、肝、脾、肺、肾，六腑指的是小肠、大肠、胃、膀胱、胆、三焦。如果不解剖，五脏六腑无法直接看到，但是可以通过身体出现的症状判断脏腑的健康状况，这就是五脏六腑学说。

中医认为人体内有气血运行的通道，即经络，它分为经脉和络脉，与五脏六腑相连，遍布全身。经络是人体内的一个联络系统，脏腑的病症可以通过经络传输反映到体表，而且不同的药物归属不同的经络，经络学说是诊病用药的基础。

此外，中医还有病因学说、气血津液学说等。病因学说是将致病因素与发病途径结合起来进行研究的分类方法，分为外因、内因和其他因素。内因就是人的情绪、饮食失衡等；外因就是外部的六邪入侵。气血津液是构成人体的基础物质，带给人体脏腑、经络等活动所需要的能量，如果气血津液不正常，人体就会出现相应的不适症状。

这些学说是中医的根本指导思想，共同组成了中医基础理论。

不同于西方现代医学采用化验和仪器检查诊病的手段，传统中医采用的是独特的望闻问切的诊病方法。"望"是观察病人的发育情况、面色、舌苔等；"闻"包括听声音和闻气味两方面，是听病人的说话声、呼吸声，闻病人的口气等；"问"是询问病人的感受、生病过程、日常饮食等；"切"是用手诊脉或按身体有没有痞块。

为什么通过望闻问切就可以诊断疾病？

根据中医的理论，人的身体内外是相关联的，内部病症是可以反映到体表的，比如眼白发红，这是一个表面现象，在中医看来，这可能是人的五脏中的"心"有"火气"，所以治疗的时候就要用归心经的药物。

望闻问切四诊法是和中医的理论学说密切相关的，是建立在中医经络学说、脏腑学说、气血经脉等学说基础之上的。中医通过望闻问切可以辨别脏腑功能的盛衰，气血的盈亏等。

判定了疾病，就可以对症下药了。中医的保健治疗方式很多，除了服用中药以外，还有针灸、艾灸、按摩、拔罐等。

中医理论与诊病方式是一套独特且完整的系统。中医延续几千年，治愈了无数的疾病，为保障中国人民的身体健康做出了巨大的贡献，是值得我们骄傲的文化遗产，也是值得我们深挖探索的医学宝藏。

三、中医药的巨大价值

日常生活中，如果我们吃多了不消化，就会吃点山楂制品；淋雨着凉了，就会熬点姜糖水喝；肌肉酸痛，就会去按摩或者拔火罐。中医药的理论和保健治疗方法早已渗透到中国人的血脉中。

在西方现代医学还没有传入的几千年里，中医就是中国人治病防病的唯一依靠。纵观世界历史，不论是东方还是西方，都有过许多次瘟疫流行的时期，比如我国东汉末年的大瘟疫，欧洲 14 世纪中叶的黑死病等。但是，瘟疫导致的影响和后果不同。在中华大地上发生的瘟疫没有扩大到无法控制、造成人员大量死亡的地步；而西方国家的瘟疫却导致损失惨重，仅黑死病就夺去了当时欧洲三分之一人口的生命。

究其原因，这是中医药的贡献。在东汉末年，我国的中医药理论和实践知识都已十分成熟，所以在瘟疫发生时，人们能够有效地治疗、缓解病情，从而控制疫情的蔓延。东汉的医药学家张仲景还写了治疗传染病的专著《伤寒杂病论》。这使得古人治疗传染病变得有据可依，也使得中医药在古代治愈疾病方面发挥了巨大作用。

中医有"以毒攻毒"的治疗思想，这其实是最早的免疫学思想。古代有一种叫作天花的传染病，天花的致死率很高。天花没有有效的治疗方法，要想避免感染而死，就要从预防入手。比如预防天花，就是将牛痘种到人身上，用"以毒攻毒"的方法，人就会获得免疫力，从而不会得天花。这就和我们现在打预防针免疫的道理一样。

东晋著名的医药学家葛洪著有一部医书，名为《肘后备急方》，这本医书中记载了各种急性、慢性疾病的治疗方药和方法。因为用药常见，药方简单有效而广为流传。其中有一个用青蒿治病的药方："青蒿一握，以水二升渍，绞取汁，尽服之。"这个简单的药方却在一千多年后发挥了巨大的作用。

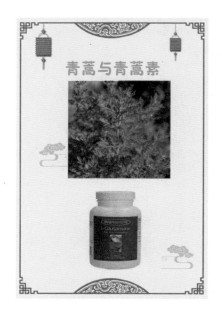

疟疾是一种全球性疾病，给人民的健康带来严重威胁，因

此研制抗疟的特效药是必要的。屠呦呦是中国中医科学院的科学家，主要工作是研究用中医药治疗疟疾。疟疾是一种虫媒传染病，是被蚊子叮咬或输入带有疟原虫的血液而感染疟原虫引起的。患疟疾的人会全身发冷、发热、多汗，周期性规律发作，十分痛苦，长期多次发作后会引起贫血和脾肿大等症状。屠呦呦在翻阅中医典籍时，偶然间从《肘后备急方》中发现了青蒿的记载，这给了她灵感，于是她开始进行深入的研究，最终发现了治疗疟疾的特效药：青蒿素，使无数人摆脱了疟疾的折磨。

中医药学是我国独有的医学学科，为中华民族的繁衍和昌盛做出过巨大贡献，对推动世界文明的进步产生了积极影响，它具有重大的历史价值与现实价值，值得我们用心探索与发展。

四、在困境中发展的中医药

中医药学是我们国家的传统医学，为什么现在却很少有人去看中医、吃中药？这其实是中医药现在面临的一个困境，为什么会有这样的困境呢？如何摆脱这样的困境呢？我们一起来思考一下吧。

传统中医药经历了几千年的积累和实践，形成了独特的理论和诊治体系。中医的理论与中国传统思想、传统文化紧密相连，是独具中国特色的医学，是其他国家所没有的，也是无法复制的文化。

传统中医药曾是中华民族与疾病做斗争的唯一选择，它包含了精妙的理论、千变万化的中药配制，以及多种多样的治疗方式，在长期的历史发展中为中华民族做出了巨大贡献。但是，现在依靠中医药治病，已并非很多人的首选。中医药的发展局面不容乐观，面临着严峻的传承危机。

一方面，中医专家的数量越来越少，很多经验和思想得不到传承。中医讲究传承，学习中医并成为专业精通的医生是个漫长而枯燥的过程。在现代社会，愿意投身中医药事业的青年人越来越少，而老一辈的中医专家却逐渐老去，一些特色的诊疗技术、方法也面临着失传的危险。

另一方面，中医治疗疾病所依靠的中药材的质量得不到保证。中药材中的大多数是植物药，古代的中药材基本都是天然生长的，经年累月，植物中的有效成分慢慢积累，再在合适的时机采集，这样的药材才能有更好的药性。但是，现在的药材大多都是人工种植的，这本是好事，但是却常常忽视了中药材的生长规律，生长周期不够便采集，或者在错误的时机采集，或者为了防治病虫害而施用农药等，这些都会影响药材的质量。

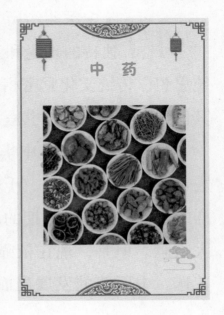

除此之外，中药的炮制过程也无法完全复制古法。炮制是中药材变成药物的重要环节，可以减轻或去除药物的副作用，增强药效。如果炮制过程不严谨，轻则影响药效，重则可能会产生毒性。

　　面对中医药发展的现状，国家高度重视并大力扶持中医药的发展，比如改革中医药院校的教育，按照中医药培养人才的规律来施教；颁布《中华人民共和国中医药法》等法律，以保障和促进中医药事业的发展。

　　相信在不久的将来会有更多的人了解传统中医药，认可中医药，选择中医药，弘扬中医药，让我们的中医药受到世界的瞩目，为人类的健康带来福音。

五、中医药与我们的日常生活

"心神安宁，病从何生""春不减衣，秋不加帽""吃米带糠，吃菜带帮""饭后散步，不进药铺"……这些都是一些常听到的关于日常养生的俗语。这些俗语中到底包含着什么道理呢？我们接下来就一起去了解一下吧。

我们都知道生病很痛苦，谁也不想生病，那有没有什么方法可以让人少生病呢？

首先我们要了解人为什么会得病。中医理论认为，正常情况下，自然界的各种因素处于平衡状态，人体的各种器官和物质也是如此，一旦外部环境或人体内部的平衡被打破，就很可能会导致人生病，比如气温突然下降或上升，熬夜、饮食不规律等都会引起身体不适。

如果我们不想承受疾病的痛苦，怎么来预防呢？在这方面，中医养生是一个不错的选择。

什么是养生呢？养生就是通过各种日常的保养达到增强体质、预防疾病的目的的一种行为。与其生病后忍受种种痛苦，不如注重养生，将身体保养得强壮健康，这才是一种比较高明的做法，这也与中医的"治未病"的思想是一致的。

养生怎么"养"？

中医养生是建立在中国哲学思想和中医理论基础之上的，概括地说是：颐养精神、调节饮食、锻炼形体、适应温寒等。

我们先来看颐养精神，有的人可能不明白，精神和生病有什么关系？其实两者有密切的关系。中医认为，人的情绪有七种，喜、怒、忧、思、悲、恐、惊。情绪的产生源自脏腑精气，五脏藏精，精化为气，气产生各种情绪，因此五脏精气可以影响情绪。反之，情绪也可以影响五脏精气。七种情绪对应不同脏腑位置，比如喜对应心，怒对应肝等。情绪变化太大、太激烈就容易对脏腑产生影响，比如大喜伤心，大怒伤肝等。所以中医养生首先强调要颐养精神，也就是提高自己的心理素质，避免情绪的大起大落。现代医学也认为每种疾病的发生都和心理有一定的关联，也十分注重精神对人身体的影响。

养生除了养精神，还要养身体。通过锻炼形体，可以促进消化循环，增强免疫力；通过调节饮食，合理膳食，均衡营养可以让身体强壮健康；适应温寒是指根据自然规律调节体感的舒适度，可以减少外界致病因素趁机侵入人体。除此之外，饮用一些养生茶、日常饮食加入一些有益身体的中药材等也都是日常养生的方式。

当然，不同的人，身体情况不同，身体素质也不同，而且男性、女性、老人等不同群体之间也各有差异，因此养生不能一概而论，而是要贴合自身情况。但是养生的理念是适用于所有人的，注重日常的保养，防患于未然，才能远离疾病带来的痛苦，尽情享受美好的生活。

第二章

自成体系的
中医理论

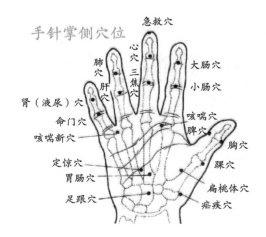

手针掌侧穴位

急救穴
心穴
三焦穴
大肠穴
肺穴
肝穴
小肠穴
肾（液尿）穴
命门穴
咳喘穴
咳喘新穴
脾穴
定惊穴
胸穴
胃肠穴
踝穴
扁桃体穴
足跟穴
疟疾穴

一、判断病灶的脏腑学说

"五脏六腑"是人们常用的一个成语，是对人的身体中所有内脏器官的一个统称。其实，五脏六腑也是一个中医术语，它与中医的脏腑学说有关，我们接下来就一起去了解一下吧。

脏腑学说也叫藏象学说，藏指的是人的内脏，象指的是现象、征兆。简单地说，脏腑学说就是通过观察人体外在的一些现象，从而判断人体内脏的病理变化的理论。

中医的"脏腑"是指人体内部的"器官"，具体分为五脏和六腑，五脏指的是心、肝、脾、肺、肾；六腑指的是胃、胆、三焦、膀胱、大肠、小肠。

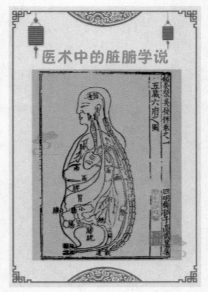

五脏六腑既然是藏在身体内部的器官，无法直接看到，那通过什么来判断是脏腑出了问题呢？那就要靠人体表现出的一些外在现象了。

中医认为，心是"神之舍，血之主，脉之宗"，心是生命活动的根本。血液能在血管中流动，到达全身，主要是心的作用。如果血液流通顺畅，则气血旺盛，其外在表现就是面色红润；而血液流通不畅，则气血虚弱，其外在表现为舌头淡红，头发没有光泽。

中医认为，肝为"魂之处，血之藏，筋之宗"。肝脏如果出问题，会表现在眼睛和指甲上，多表现为眼睛不明亮，指甲脆弱没有光泽。

此外，脾、肺、肾也都有自己相应的职能，对应相应的外在表象，通过人身体上出现的某些征兆，中医医生可以推测主要可能是五脏中的哪个脏器出了问题。

六腑多为消化器官，中医认为六腑是食物出入转输的通路，主要是配合五脏活动的。比如，胃的作用是消化食物、吸收食物中的营养，再供给给五脏；小肠将食物中的精华归于五脏，渣滓归于大肠，水分归于膀胱。

五脏六腑是相互配合，相互影响的关系，所以中医判断和治疗疾病也要兼顾二者。比如，肝和胆是相互依附的，有肝胆湿热的病人，会表现出口苦、胸满等症状，治

疗的时候可以平肝，也可以泻胆，只用一个方法就可以使
两个脏器都得到治疗；心和小肠有关联，如果心火盛，小
便就会赤涩，治疗的时候要采用清心利尿的疗法才会药到
病除。

　　以上只是对脏腑学说的简略介绍，每种脏器的具体功
能和外在征兆还有许多，这里不一一列举了，同学们可
不能仅仅用本章介绍的脏腑学说内容就轻易的去判断疾
病哟！

二、影响中国文化的经络学说

我们常常看到武侠小说中会提到"经脉"的概念，比如，想要练就绝世武功就要打通任督二脉。那么什么是经脉，真的有任督二脉吗？我们接下来就一起来了解一下中医的经络学说吧。

人体除了脏腑外，还有经络。什么是经络呢？"经"的意思是纵向的丝，有路径的意思；"络"的意思是网络，如果把"经"比作是主路、大路，那么"络"就是分路、小路。所以，经络指的就是联络脏腑的通路系统，是人体内气血运行的主干和分支。

经络分为经脉和络脉。如果将人体的经脉比作一条河流的话，那么经脉是主流，在人身上呈纵向分布，位置较深；络脉就像是大河的支流，其特点是纵横交错，深入细微。

经脉又分为正经和奇经。正经有十二条，分别是手太阴肺经、手厥阴心包经、手少阴心经、手阳明大肠经、手少阳三焦经、手太阳小肠经、足太阴脾经、足厥阴肝经、足少阴肾经、足阳明胃经、足少阳胆经、足太阳膀胱经，合称"十二正经"。奇经有八条，分别是督脉、任脉、冲脉、带脉、阳维脉、阴维脉、阴跷脉、阳跷脉，合称"奇经八脉"，我们常听到的任督二脉就属于奇经八脉。

十二正经对应五脏六腑，相互配合，循环于手足、内外、前后不同部位。奇经八脉则与十二正经不同，不对应脏腑，而且也没有相互配合的关系，"奇"是特殊的意思，这些经脉"别道奇行"，所以被称为奇经。

络脉是经脉上的分支，主要有十五条络脉，脉络分支上又有更细小的分支，分布在全身各处，纵横交贯，无所不达，将人体的内外、四肢、脏腑等连接成一个整体。

我们知道了经络是什么，那么经络和人体的疾病有什么关系呢？

我国第一部医学著作《黄帝内经》中就提出了经络的概念，那时候人们就发现人体中有一些纵贯网络全身的路线。到了东汉

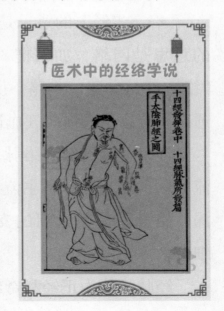

时期，名医张仲景继续发展了经络学说，认为疾病可以从体外向体内传输，归属不同的经络，因此要用不同的方法进行治疗。

中医认为，身体外的邪气可以循着经络传输到脏腑，同样，脏腑的病症也可以通过经络反映到身体的表面，医生通过这些外部的表现来诊断体内脏腑的疾病。治病的原理也是一样，当身体外部出现某些病证，医生能够据此判断是哪些经络和脏腑出现了病变，再运用中药、针灸、导引等治疗手段，从内而外地去减轻和消除这些病证。

至于武侠小说中讲的打通任督二脉，其依据可能是任督二脉的特殊性。任脉位于腹面的正中线，督脉位于背面的正中线，中医认为这两条奇经沟通十二正经，如果任督二脉打通，气血旺盛，就会令十二正经循环畅通，人就会觉得精力充沛，同时抵抗力也会提高。至于能不能帮助人们练成绝世武功，那就另当别论了。

三、包罗天地的运气学说

如果一个人中了彩票，我们常常会说"这个人运气真好！"。中医也讲究运气，但是此运气非彼运气，它是中医的一个重要医学理论。我们接下来就一起来了解一下中医所说的运气吧。

中医的运气学说，又称为五运六气。运，是运行的意思。五运，即金、木、水、火、土五种气的变化运行。中医认为五气运行，世间万物产生变化和更替，比如，春夏秋冬四个季节的变换，人体疾病的发生等。

六气，指的是风、寒、暑、湿、燥、热。自然中有六气，人的体内也有六气。自然中的六气交替带来不同的气温和人体感受，如果哪种气比较强盛，就会使人感觉不舒适，比如，冬天风寒气突出，夏天湿热气突出，都会令人感觉不舒服。人体内的六气也一样，如果六气中有一项过盛，就会成为邪气，使人生病。因此，六气也被称为六邪。

中医认为自然界中存在五运六气，人体内也有五运六气，而且自然界中的运气可以影响人体的五脏六腑，与人体内的运气是相通的。因此，中医从五运六气的变化来判断疾病产生的原因。

以常见的感冒为例。中医认为感冒是人体在正气不足的条件下，复感风、寒、暑、湿、燥、热，或受疫毒之邪而导致的一种外感病。中医认为这种外感病的病因，主要是感受以风邪为主的外邪所致，所以感冒也俗称"伤风"。感冒的临床症状有发热、恶寒、头痛、鼻塞、流涕、打喷嚏、咳嗽、脉浮等。感冒在一年四季都有发生，但一般是冬天和春天最易令人感冒，从中医角度解释就是"风"是春天的主气，所以人在冬春之际容易感染"风邪"，发生感冒。

中医认为"风"是触发很多疾病的原因，"风"常夹杂着其他的外邪一同侵犯人体，比如风夹寒、夹暑、夹湿、夹燥、夹热等。感冒也因此有了不同的分类，比如风寒感冒、风热感冒等。

一般来说，不同季节，风邪会兼夹那个季节的时令之气，侵犯人体使人生病，比如，冬季多见风寒感冒，春季多见风热感冒。但是，四季之中有气候失常的情况，比如春天应该气温回升时，却出现"倒春寒"；冬天应该寒冷的时候却气温升高。天气反常，出现了那个季节不应该出现的主气，也容易导致风邪入侵，使人生病。

除了外界环境气候的因素，人体内的六气不和谐也是身体生病的重要原因。如果人的作息不规律，或者过度劳累，又或者不小心淋了雨，人体内的六气就会失衡，外界的风邪趁虚而入，人就容易生病了。

四、别具一格的病因学说

人为什么会生病？这是困扰古今中外无数医者的问题。中医对于人体生病的原因也有自己独特的看法与解释，下面我们就来了解一下吧。

汉代张仲景在其所著的《金匮要略》中讲，人之所以生病，无外乎三种原因：一是邪气由经络入侵脏腑，二是血脉不通，三是外伤。后人在此基础上更进一步指出了致病的原因分内因、外因和不内外因。其中外因指的是六淫邪气，内因指的是七情变化，不内外因指的是除内外因以外的其他因素。

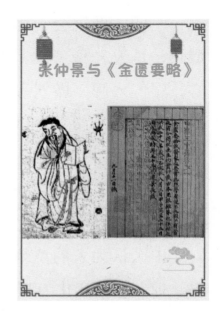

中医五运六气学说认为，自然界有六气，六气是自然界的

六种气候因子，即风、寒、暑、湿、燥、火。一年四季中六气是不同的，比如春风、夏暑（火）、秋燥、冬寒、长夏湿。

人体通过自身的调节，对外界的六气具有一定的适应能力，但是遇到六气变化不规律，气候反常，比如在春天应该暖和的时候却突然降温等情况，人的身体就不能适应六气的变化，就有可能被六气入侵，从而导致身体不适。这时候六气成为导致疾病的原因。

中医认为，人体内有对抗外部邪气的能力，这种能力被称为正气。当人体内正气不足时，邪气就会趁机入侵，人就会生病了。

当外部的邪气侵入人体，人的五脏也会有相应的变化，不同的邪气会干扰不同脏腑的正常功能，"风寒暑湿燥热，是天之邪气也。风气入肝，寒气入肾，暑热之气入心，湿气入脾，燥气入肺，是害人之五脏也"。其中风气入肝，指的是春天多风气，风入侵人体，就会侵害肝脏。脏腑学说认为肝脏与眼睛有关联，所以反映到体外的表现就是眼睛干涩、看东西模糊等。

除了外因导致人生病，内因也会导致人生病。

中医认为人的情绪有七种，即喜、怒、忧、思、悲、恐、惊。情绪变化与脏腑活动相关联，如果人的情绪变化太大，或者过于强烈，则有可能引起脏腑的气血失调，从而导致身体不适。古代医书《素问》中就记载："怒伤肝、喜伤心、悲伤肺、思伤脾、恐伤肾"。

不内外因就是除了上面所说的外因、内因以外的其他因素。比如饮食没有节制、劳累过度、久坐久立、被蛇虫咬伤等。这与我们现在所说的生活不规律、熬夜、暴饮暴食、吃得过辣过咸等会伤害身体健康，降低免疫力是同样的意思。

不论是外因、内因还是不内外因，都是中医对人体为什么会生病这个问题进行的探索与总结，它凝聚着古代医者的智慧与心血。本节的内容对于我们现在的生活也有借鉴作用，比如我们要根据气温变化来增减衣物，增强抵御外部致病因素的能力；心胸要开阔，能控制情绪，不让自己内部情绪有可乘之机；生活中要做到饮食规律、营养搭配、劳逸结合、适度运动。

五、与健康息息相关的气血津液

与气有关的词语非常多，比如"争气""骨气"等。人在激励自己的时候会说"人活一口气"，那么这里说的"气"究竟是什么？"气"对人的身体有什么样的作用？我们接下来就一起去了解吧。

中医自古就有气的概念。这可能源于古代人观察到人的呼吸现象，有气体的进出，人在出汗时，会感觉身体有热气往外散发。古人认为气是构成和维持生命活动的一种物质，如果没有了气，生命也就停止了，所以人死了也常被称为没气儿了。

中医认为气来源于人体内的"精"①，精与外界的气体相融合，就成了人体的气。所以，气是内外结合的产物，是推动和调控脏腑、肢体活动的动力。

---

① 精是维持生命的细微物质。

血，是流动在人身体各处的红色液体。血液中含有营养物质，通过脉络流遍全身，为脏腑、经络、形体带去营养，所以血对身体的正常运转起着重要作用。

中医认为气和血是人体活动必不可少的物质，这二者关系密切。首先血的运行离不开气。气如果充盈，则能推动血液正常运行；如果气亏少，那么血的运行就会受到影响；如果气亏气滞，就可能引起血液的停滞淤堵，产生淤血。其次，气的充盈也离不开血的滋养，气也要依赖血的运载和流动到达身体各处。

津液，是中医对人体内液体的总称。中医认为津液是人吃下的食物经过胃、脾、肺、三焦等脏腑的作用而转化成的营养物质。它包括脏腑内的液体及身体正常的分泌物，比如，唾液、胃液、脑液、汗液等。

中医认为津液是含有营养物质的液体，津液在骨头、脊髓中可以滋养骨节，散在皮肤表面可以滋润皮毛。如果津液不足，身体就会失去滋养作用，人的关节、皮毛、肌肉等都会受到影响。唾液，是人口腔内分泌的一种液体，中医称它为金津玉液，它能软化食物、增强消化，还能清除口腔内的细菌和食物残渣。

气血津液是人体活动的产物，同时又与脏腑活动和身体健康息息相关。如果气血充足，人就身体健康，神清气爽；如果气血亏虚，人就可能出现病症，比如气虚证——表现为头晕目眩、疲倦乏力等，这就是体内营养物质受损，脏腑的功能衰退引起的。津液不足也会引起人不适，比如口渴、便秘、皮肤干燥等。

六、中医诊法的精髓——望闻问切

在古代，医生没有可以用来检验血液和透视人体的机器，那他们是通过什么方法来进行疾病的诊断的呢？这就涉及中医的诊断疾病的理论了，接下来我们就一起来了解一下吧。

传统中医采用望闻问切来诊断疾病。"望"就是观察病人气色；"闻"就是听声音和嗅气味；"问"是询问病人感受、生病过程等；"切"是用手诊脉或按身体有无痞块。

望诊是建立在中医脏腑、经络、气血等理论基础之上的一种诊断疾病的方法。中医认为脏腑、气血如果有变化或有病变，会反应到体表。因此要通过望来判断生的是什么病，病的根源在哪里。那么望诊都要望些什么呢？

首先要望神察色，即观察病人的精神、气色。如果目光明亮、反应灵敏，则是有神；如果目光昏暗，反应迟钝，则是无神。察色就是观察脸部的颜色、色泽。如果面部红润有光泽，则是正常；如果面部呈白色、青色等，则是有病色。

其次要望舌。望舌就是观察舌头和舌苔的颜色。舌苔是舌头表面滑腻的物质。正常的舌头应该是淡红色，舌苔薄而白。如果舌头变红，则是热证，舌苔黄而且厚则是湿热或者痰热。

除此之外，还要望五官、望动作形体、望痰等。望诊是一个综合判断病症的过程，将望见的各种症状综合起来，然后再进行合理的判定。

望诊最高明的莫过于神医扁鹊了。据说，扁鹊单通过望诊就能确定疾病的病灶和病情。

相传有一次，扁鹊去见齐国的国君蔡桓公。扁鹊只站在那里望了蔡桓公一会儿，就指出了他的肌肤纹理间有病征。但是，蔡桓公自己没有任何不适的感觉，所以就没有在意。扁鹊第二、第三次去见蔡桓公都提醒他病症在不断加重，但是蔡桓公仍不重视。扁鹊最后一次去见蔡桓公，什么也没说，扭头便走。后来有人问扁鹊，他回答说，蔡桓公的病已经发展到了骨髓了，医生已经没办法治了，所以就什么也不说了。果然过了几天，蔡桓公就病死了。

当然，这只是一个故事，但是也说明了中医望诊对于疾病判断的重要作用。

除了望诊，还有闻诊和问诊。闻诊主要是听病人气息、声音的高低强弱，还包括闻病人的口气、身体气味等。

问诊是询问病人的以往病史、生病的过程、自身感觉等，并且针对不同的人还要问不同的问题。为此，古代医生还专门编了问诊的歌谣："一问寒热二问汗，三问头身四问便，五问饮食六问胸，七聋八渴俱当辨，九问旧病十问因，再兼服药参机变，妇人尤必问经期，迟速闭崩皆可见，再添片语告儿科，天花麻疹全占验。"由此可见问诊的严谨以及对疾病判断的重要性了。

切诊，就是诊脉、切脉，是通过摸脉象和按压腹部来判断疾病的方法。脉象是指脉搏的快慢、强弱、深浅等。中医认为脉象与脏腑、经络、气血密切相关，心脏跳动有力，则脉象强劲有力，反之，脉象则细弱；气血足则脉象有力、气血不足则脉象弱。中医可以通过切脉，通过脉象的状况来判断人的健康状况。

中医对脉象的划分十分细致，根据脉象的长度、宽度、流利度等将脉象分为 28 种，即浮脉、散脉、沉脉、疾脉、洪脉、细脉、长脉、短脉、滑脉等。每种脉象均有不同的意义。

　　脉象诊断固然重要，但是望闻问切却是中医中一个不可分割的整体诊断系统，只有结合望闻问切的全部信息，医生才有可能做出最准确的判断，才能对症治疗，让病人重新获得健康。

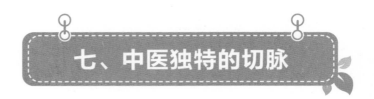

七、中医独特的切脉

除了望诊、闻诊、问诊以外，中医当中还有一种非常重要的判断疾病的方式，那就是切诊。切诊如何操作？有什么玄机？我们一起来了解一下吧。

切诊，又叫诊脉、切脉，是通过摸脉象来判断疾病的方法，是中医最早发明的诊断技术之一。

在介绍切脉如何操作之前，我们要先了解几个概念。

首先，什么是脉？中医认为脉为血之府，贯通全身，脏腑病变往往反映在脉搏上。脉搏指的是脉的搏动。脉象指的是脉搏的快慢、强弱、深浅等情况。如果脉搏有力，脉象也会呈现强有力的现象；如果脉搏无力，则脉象就会细弱。

中医认为，脉与脏腑、经络、气血有密切关联，脉络的张弛是引起脉象变化的根源。气血与脉象也有关系，气是脉搏的动力来源，气足则脉搏有力。气血的盈亏都会反应在脉象中，所以，中医可以通过切脉来判断人的健康状况。

要根据脉象诊病，就要分清楚不同的脉象以及对应的疾病了。正常人的脉象不浮不沉，不大不小，从容有力，跳动的规律一致，叫作平脉，是正常的脉象。除此之外的脉象都是异常的脉象。中医对脉象的划分非常细致，根据脉象的长度、宽度、流利度等将脉象分为浮脉、散脉、沉脉、疾脉、细脉、滑脉等。每种脉象均有不同的意义。比如浮脉，就像是浮在水中的木头一样，轻轻按住便能感觉到，重按反而脉搏减弱。这种脉象在中医中代表虚证，一般久病体虚的人会有这种脉象。

诊脉的方法也有讲究，一般采用寸口诊法。寸口是哪里呢？寸口是指位于两手桡骨内侧的桡动脉。为什么要选择寸口？因为中医认为此处是十二正经汇聚的地方，因此此处脉象能够反应脏腑气血的状况，而且这里的脉象暴露明显，切脉方便。

脉象并非固定不变的，同一个人在不同季节或时辰，脉象亦会产生不同程度的变化，在受外界刺激的情况下，变化更为明显。而在不同的年龄阶段，脉象也会产生形态变异，年轻人多带滑脉，老年人多带弦脉。

八、独特的腧穴理论

"点穴"是影视剧中刻画的一种控制人的绝招，被点了穴位的人就会僵立在原地。那么穴位是什么？我们一起来了解一下吧。

腧穴，人体穴位的统称。穴是中医特有的名词，主要指人体上可以进行针灸的部位，多为神经末梢聚集或较粗的神经纤维经过的地方，也叫穴位。

古时候，人们就发现人体上分布着许多有特殊感觉的点位，后来随着中医学的发展，穴位逐渐被发现有特殊的作用，数量也不断增加，从最初记载的 160 个穴位，到后来的 340 个穴位，到现在已经有 1000 多个穴位了。这其中位于十二正经和任脉、督脉上的穴位被称为经穴，是人体的主要穴位。

中医认为穴位主要有三大作用：一是经络之气输注于体表的部位；二是疾病反映于体表的部位；三是针灸、推拿、气功等保健疗法的施术部位。

穴位的命名都有一定的根据，并不是随随便便起的。有的穴位看到名字，就能知道背后的含义。

下面我们来介绍穴位命名的几种规则。有的穴位以所在的部位命名，比如在手腕旁的穴位名叫腕骨穴，颧骨下的穴位叫颧髎穴；有的是以穴位的作用来命名的，比如，缓解水肿的水分穴、水道穴，和眼睛有关的睛明穴、光明穴等；还有的以穴位所在部位对应建筑位置而命名的，比如天井穴、印堂穴、库房穴等。除此之外，穴位还有以自然中的日月星辰和地貌名称来命名的方式，等等。

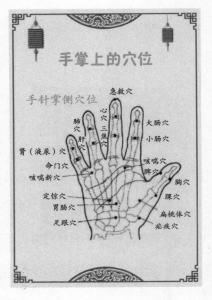

穴位是脏腑气血输注于人体表面的特殊位置，因此中医认为穴位有沟通表里的作用，也就是内在脏腑气血的病理变化可以反应在穴位上。如果相应的穴位出现压痛、酸楚、麻木、结节、肿胀、变色、丘疹、凹陷等反应，那就可以知道内在发生了哪些变化。因此，利用穴位的这些病理反应可以帮助诊断疾病，然后通过针灸、推拿等刺激相应穴位，则可以疏通经络，调节脏腑气血，达到保健强身的目的。

第三章

中医独特的
保健方式

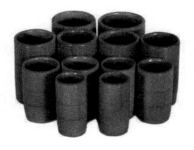

一、东方神技——针灸

　　把一根根尖尖细细的针慢慢扎入人体，还要不断地旋转转动，这是中医的一种常见的治疗和保健方式——针灸。针灸到底是什么？又是如何被发明的？我们接下来就一起去了解一下吧。

　　针灸，指的是针法和灸法的合称。针法是把毫针按一定穴位刺入患者体内，用捻、提等手法来治疗疾病。灸法是把燃烧着的艾绒按一定穴位熏灼皮肤，利用热的刺激来治疗疾病。针灸要在专业的中医理论指导下才能进行操作。

　　针灸所用的器具是用金属制

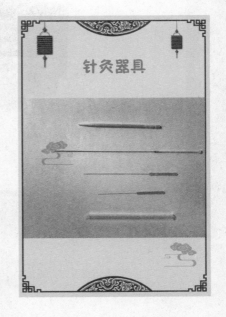

针灸器具

作的细针，一般分为九种，有镵（chán）针、圆针、鍉（chí）针、锋针、铍针、圆利针、毫针、长针和大针。

那么针灸如何操作呢？针灸可分为针刺和灸法两部分。

针刺有专业的手法，所谓手法指的是将针刺入相应穴位后实施的操作方法，一般分为捻转法和提插法两种。捻转法是指针尖进入穴位到一定深度后，用拇指和食指捏住针柄，来回转动；提插法是指针尖进入穴位一定深度后，用拇指和食指捏住针柄，反复上下提插针。

灸法的种类很多，总体可分为艾灸法和非艾灸法两大类；无论古代还是现代，临床上用的最多的是艾灸法，所以一般说到灸法就是在说艾灸。

中医的针灸术起源非常早，几千年前，我们的祖先就发现了针灸的妙用。那时人们的身体发生疼痛，发现用石头制成的石针刺激特定的部位会缓解疼痛，因此便有了最早的砭石疗法，也就是针刺的前身。后来人们又发现用艾草的叶子熏烤人体的特定部位，疼痛也会缓解，于是便将针刺和艾灸结合在一起，就有了针灸。人们发明了金属锻造技术后就开始使用金属针，石针就被淘汰了。

在我国最早的医书《黄帝内经》中就有关于针灸的记载，其中《灵枢》对腧穴、针灸方法和禁忌都做了详细的论述。

　　针灸是一种特殊的治疗和保健方式，通过针灸刺激特定的腧穴，可以达到疏通经络、调和脏腑的功用。中医在长期的针灸实践中，发现了人体特定部位之间的联系与规律，也促进了中医经络学说、腧穴理论的发展。

二、既治病又保健的拔罐

夏天的时候我们会看到，有的人胳膊上、腿上、脖子上会有一个个圆圆的紫黑色印记，这是拔罐留下的痕迹。拔罐是什么？有什么样的作用呢？我们接下来就一起了解一下吧。

我们可能都见到过拔火罐：用火烧一下罐子内部，然后快速将罐子吸在人的身上。拔火罐是利用排出罐内空气，造成罐内负压，使罐子吸附在人体特定的部位导致局部充血，以调理气血的治疗保健方式。这种方式学名叫拔罐，又名火罐气、吸筒疗法。那么，这么做的目的是什么呢？

原来，罐子在负压吸附的时候，罐子吸住的皮肤部位受到很强的吸力，皮肤表面的局部气体交换就加强了。另外，负压使得皮肤局部的毛细血管破裂，产生淤血，这就造成了皮肤紫红色或紫黑色的印记。人体在对这种淤血的自我恢复与调整过程中，会促进局部的血液循环。中医认为，拔罐有助于行气活血，从而达到舒筋活络、祛风除湿的效果，所以它被认为是一种人为的良性刺激。

拔罐有很多的讲究和种类，首先，拔罐用的罐子有很多种，常见的有竹筒、陶瓷、玻璃等。其次每种罐的具体操作也不相同。竹筒拔罐制作方便，只需要选取粗细合适的竹子，一头开口，一头将竹节部分作为罐子底，截成统一的长度（8~10厘米），再经过刮青皮、去内膜、打磨等工序，就可以制成一个个的竹筒拔罐了。使用竹筒拔罐时需要先将竹罐放在沸水中煮，然后用镊子夹起罐子，甩干水分，用毛巾捂住罐口，随后拿开，迅速将罐子扣在人体的特定部位，罐子就会被吸附住了。

陶瓷拔罐是陶土或瓷土烧制而成的，这种罐子吸力大，但是一般会比较重，且容易摔坏。玻璃拔罐是现在最常用的罐子，通过透明的玻璃可以随时观察罐子内皮肤的变化状态，从而避免拔的时间过短达不到效果或拔的过长对皮肤造成损伤等问题。

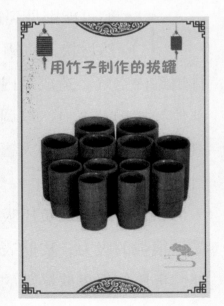
用竹子制作的拔罐

陶瓷拔罐和玻璃拔罐都需要通过用火烧排出罐内的空气，因此使用的技巧也很重要，专业人士会用投火法、闪火法、滴酒法等各种手法来进行拔罐。

拔罐，是传统中医的一种常见保健方式，由于材料易得，操作门槛不高，深受民间欢迎。但是，如果没有专业的中医理论知识，或者操作不当，轻则疗效轻微，重则产生危害，比如找不准穴位，用火不当烧伤皮肤等。所以，如果想要体验拔罐，还是要去找专业人士操作。

三、烟雾升腾的治疗手法——艾灸

我们都知道端午节要包粽子、划龙舟，其实端午节的习俗还有很多，其中一项就是在门口悬挂艾草用来驱蚊虫。艾草是一种常见中草药，除了有驱蚊的作用，还有一项重要的用途？你们知道是什么吗？我们接下来就一起来了解吧。

艾灸是用艾草的叶子制成的艾条或者艾柱，点燃后熏灸人体的特定部位的一种传统中医外用保健方式。

艾草是一种多年生的草本植物，叶厚有纸质感，叶子背面长满灰白色蛛丝状的密绒毛，整株草具有浓烈的草药香气，它具有温经、去湿、散寒、止血、消炎、平喘、止咳、安胎、抗过敏等作用。

新鲜的艾草不能用来做艾灸，需要先制成艾条或者艾柱。采集来的新鲜的艾叶，经过晒干、捣碎捶打、筛除杂质等工序，最后得到又软又细的东西叫做"艾绒"。当年做好的艾绒叫做新艾绒，新艾绒不适合用来制作艾柱和艾条，需要存放三五年后成为陈艾绒才能用来制作艾柱和艾条。

艾柱是用艾绒做成的圆锥形的艾团，上面尖，下面圆。传统艾柱制作需要用手捏制，艾柱捏得越紧实越好。因为艾灸可以用于身体的不同部位，所以艾柱有大小不同的规格，比如配合针灸使用的艾柱，一般捏成枣核一样的大小。

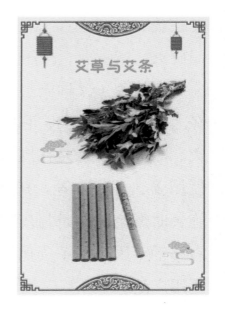

艾条是用艾绒搓制而成的细长条状物。艾条外面一般裹着桑皮纸，写上尺寸大小。除了用纯艾绒制作的艾条，也有在艾绒中加入其他药物粉末的艾条，这种被称为药条。药条具有更全面的药效和更芬芳的气味，因此使用广泛。

艾灸中的"灸"是灼、烧的意思。艾灸是通过燃烧艾柱或者艾条来刺激人体的穴位或者特定的部位。艾灸的保健、治疗原理是建立在中医腧穴理论基础上的，中医认为腧穴连通人体经络，经络连通五脏六腑。艾草具有祛湿散寒的作用，通过燃烧的艾绒刺激相应的穴位，可以在放大药性的同时，更好地向内传导热量和药效，从而达到温经散寒，调节气血的作用。

艾灸根据不同的使用方法可以分为艾柱灸和艾条灸。艾柱灸又有着直接灸、间接灸之分；艾条灸则有温和灸、回旋灸、雀啄灸、按压灸等方式；这些方式各有特点。

直接灸（又称肤灸、明灸）就是将燃烧的艾柱直接放在人的穴位上施灸，它的刺激性较强。间接灸（又称隔物灸、间隔灸）就是在皮肤和艾柱之间加一层阻隔物，一般使用姜、蒜、盐等。艾条灸就是用点燃的艾条熏灸穴位，施灸时燃烧的艾条与皮肤有一定距离，可以旋转移动或左右移动。因为艾条灸比较温和舒适，易被患者接受，因此运用广泛。

因为艾灸是作用于人体穴位的一种施灸方法，所以没有毒副作用，但是艾灸需要点燃艾柱或艾条靠近皮肤施灸，因此有一定的危险性，如果掌握不好尺度和时间，就可能灼伤皮肤。另外，中医施用艾灸时还有许多禁忌，不是人人都可以随便艾灸的。

四、万物皆可入药的中药

褐色的汤汁、浓郁的药味，这可能是我们对中药最直观的印象。中药是传统中医用来治病的主要药物。你曾喝过或见过中药吗？药材是如何变成可以喝或者吃的药物的呢？下面我们就一起去了解一下吧。

中药是中医用来治疗疾病的药剂。中药来源于天然的药材，包含植物、动物、矿物等。

中药之所以能够治疗疾病，在于药材中含有的有效成分。药材的种类繁多，成分各异，药性也有非常大的差别，而且很多药材还有毒副作用。因此，了解药材的药性关乎是否能对症下药，关乎着人的健康和性命。

中医的药性理论，可以概括为四气五味、升降浮沉、归经、有毒无毒、配伍、禁忌等。寒、热、温、凉被称为四气，辛、甘、酸、苦、咸被称为五味。归经与中医的经络脏腑理论有关，指的是药材主要对哪些部位起作用，就说它归十二经中的某经。

如果我们去看中医，医生为我们开了包含多种药材的药方，那是不是直接把这些药材吃下去呢？当然不是，药材需要经过煎制才能服用。

煎药是一个重要的环节，而且有许多的注意事项和禁忌。

煎药首先要选择合适的器具，一般采用陶罐或者砂锅煎药，不能用金属锅具，这是为了避免药物中的某些成分和金属发生反应，从而影响药效。

其次，煎药的时间至关重要。治疗不同症状的药物，煎药的时间大不相同，同一种药物也分为头煎、二次煎，煎制的时间也不同。比如治疗风寒的药，头煎煮沸后，要用中大火煎15~20分钟，倒出药汁后，再加水二次煎，水开后，再煎10分钟左右就可以了。

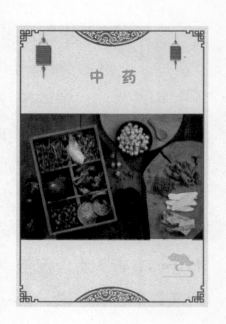

此外，煎药时添加的水量、煎药时的火候、是否需要盖盖儿煎都有讲究，这直接影响中药的

药性。

我们现在见到的中药，大多是经过制作、包装后的成药。双黄连口服液、柴胡颗粒、藿香正气水、十滴水、大山楂丸等。这些成药有的是直接用药剂中主要药材的名字命名，比如大山楂丸；有的是用服用方法命名，比如十滴水等。这些以中药材为原料制作的药剂，通常被称为中成药。

中成药有很多的剂型，常见的剂型有注射剂、口服液体剂型（溶液型、混悬剂、乳剂）、口服固体剂型（散剂、胶囊剂、片剂、丸剂）等。为什么会有这么多的剂型呢？不同疾病的预防和治疗，侧重点不同，所以使用中成药的剂型也不同。比如，用来急救的药物，药效要起效快，因此一般制成舌下可以含服的丸或通过呼吸吸入的气雾剂；对于药效要缓慢释放的，常制成蜜丸、片等。

中成药并不是现代社会的发明，在古时候就有中成药的身影，那时人们为了方便携带、贮藏，便将中药材按照药方制成丸剂或片剂。人们购买和携带都方便，也省去了煎药的复杂过程。

五、痛苦但有奇效的刮痧

人们吃饭用的瓷勺，喝酒用的酒盅，除了作为餐具使用，是否还有其他妙用呢？其实，瓷勺等器具还可以用来刮痧。那什么是刮痧呢？接下来我们就一起了解一下吧。

刮痧，是用特定的器具，蘸着油或者水，在人的身体表面进行反复刮动使局部皮肤充血，来减轻内部炎症的方法，它是中医常用的一种保健方式。刮痧中的"痧"指的是皮肤和刮痧器具摩擦后出现的一种紫红色的米粒状的淤血点。

刮痧的用品十分简单，只有刮痧板和刮痧油。

刮痧板有多种材质，常见的材质有牛角、玉石、砭石，如果没有专业的刮痧板，民间常用的有瓷勺、瓷碗、竹板、蚌壳等，它们可以成为临时刮痧用的器具。

刮痧油是刮痧时涂在身上的液体，一般有植物油、药油，也有用凉开水的。刮痧油在刮痧过程中起滋润皮肤、润滑刮痧板的作用，可以防止皮肤被刮破。一些药油还有开泄毛孔、活血行气的作用。

中医刮痧起源已久，元明时期就已经有了刮痧的记载，清代已经有对于刮痧的详细记载。刮痧因为操作简便，因此受到民间百姓的欢迎，至今许多家庭中都常备刮痧板。

刮痧一般都是刮背部，清代郭志邃《痧胀玉衡》中记载："刮痧法，背脊颈骨上下，又胸前胁肋两背肩臂痧，用铜钱蘸香油刮之"。为什么要刮背部呢？因为中医认为和脏腑相关的腧穴多分布在背部，通过刮痧，可以使血液循环加快，让脏腑的邪气通过背部散发，从而达到舒筋活络、宣通气血的目的。当然也有刮胳膊，颈后、手指等位置的，这要根据不同的病症来选择刮痧的部位。

那么，刮痧究竟是怎么操作的呢？

首先，需要准备好刮痧板和刮痧油。其次，用刮痧板蘸取刮痧油，按照经络穴位分布，在背部由上至下轻轻刮动，等被刮痧者适应后再加重力量，但要注意用力均匀。一般刮 20 次左右，看到"出痧"——出现了紫红色的斑点——就可以了。刮痧完毕，要注意擦干背部的水分或油渍，注意保暖，让被刮痧者选择舒服的姿势休息一会儿。

中医刮痧历史悠久，适用范围广泛，不论是劳累导致的痉挛疼痛，还是感冒导致的身体不适，都可以用刮痧来进行缓解。当然刮痧并不是万能的，而且刮痧要具备基础的中医理论知识，掌握正确的手法，才能进行操作。

另外，有某些症状的人是不能刮痧的，比如，静脉问题，皮肤过敏，皮肤有伤口等。

六、能见奇效的贴敷

我们都知道，生病了就要吃药，但是你知道把药物敷在身体表面也可以治病吗？这就是中医常用的一种治疗方式——贴敷。那么，贴敷是怎么回事？有什么作用？我们接下来就一起了解一下吧。

贴敷是把用中草药制成的药剂敷在人体体表特定部位的一种祛病保健方法。

中药外治的历史非常悠久，起源于上古时期，那时候人们发现，把草药敷在伤口上不但可以止血，还能加速伤口愈合。后来，人们便逐渐有意识地对这种治疗方式进行改进，或者将草药捣碎、碾成粉末，或者用其他的辅料和草药混合，熬制成药膏再进行贴敷。贴敷方式适用的范围也逐渐变得广泛，不仅仅是用于治疗外伤，人们还尝试用贴敷来缓解腰酸背痛、咳嗽气喘等身体的不适症状。贴敷后来成为中医常用的一种保健和治疗方法。

贴敷常用的剂型有散剂、糊剂、膏剂、丸剂等。散剂就是将中药材制成非常细的粉末，加水调和成团贴敷；糊剂是在散剂中加入酒、醋、姜汁等赋形剂，再进行贴敷，外面包上纱布固定。

膏剂分为硬膏和软膏。硬膏制作工序繁复，首先需要将药材切碎，放入植物油当中慢慢熬制。熬到一定成色，将药材残渣捞出不用，留下的就是药油了。药油还需要小火慢熬，一直熬到药油滴入水中不散开并成珠状才可以。然后，在药油中加入黄丹①，搅成黏稠的膏状物。膏制作好后，还要浸泡去除火毒，这时药膏会变硬，这就是硬膏名字的由来。使用时，取一定量的硬膏熔化，将膏抹在牛皮纸或者布上，贴敷在人体相应的部位就可以了。

软膏一般是在药末中加入蜜、酒、凡士林等调和而成的。

贴敷的历史悠久，制作考究，那么它到底能起到什么样的作用呢？

贴敷的作用机理是建立在中医脏腑、经络等学说之上的。中医认为腧穴是人身体上气血循环出入的通道，腧穴与脏腑、经络相通，因此脏腑经络有病症，就会导致气血

---

① 黄丹：一种中药，是用铅、硫磺、硝石合炼成的橙黄色粉末。

运行不畅。这时候通过外部贴敷，作用于相关的穴位，药效会渗透皮肤，通过经络传导到达脏腑，从而起到保健祛病的功效。

贴敷是一种外用的治疗方式，因此有自己的优点和缺点。它的优点有三个：首先是用药安全，因为贴敷是直接将药物贴在皮肤上，通过渗透吸收，不用经过肠胃，因此不损伤肠胃；其次是作用直接，哪里不舒服就贴在哪里，或者找到对应的腧穴进行贴敷，作用直接，疗效更确切；最后，贴敷是无痛治疗，男女老幼都适用。

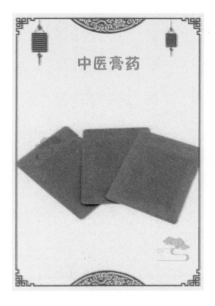

中医膏药

贴敷也有自己的缺点，比如中药材中的刺激性成分可能会引起皮肤瘙痒、丘疹；皮肤上有伤口时候不能使用贴敷等。

七、中国独特的按摩——推拿

　　人在腰酸背痛的时侯，如果捏捏肩膀，拍打拍打腰部，就会感觉舒服一些；如果因为长时间工作学习导致头昏脑涨，那么揉揉太阳穴，捏捏脖子就会感觉轻松一些。这其实就是运用到了中医推拿的原理。

　　推拿是中医的一种物理疗法。什么是物理疗法呢？就是利用自然界中的物理能量来进行保健、治疗的方法。推拿是医生或技师用手按摩揉捏人体的肌肉、经络、穴位的一种方式，是运用"人"的自然能量来为人进行治疗一种方式。

　　推拿讲究手法和技巧，一般分为按捏、摩擦、振动等，按捏又有按、拿等手法；摩擦中有推、摩等手法；振动中有拍、抖等手法。

　　按，指的是利用指尖或者手掌在人身体适当的部位或相应穴位上进行按压的推拿手法。摩，是摩挲的意思，指的是用手指或者手掌在一定的部位进行环形的、有节律的抚摩；推，是推拿的主要手法之一，有平推法、掌平推法、肘平推法。平推法是用拇指放在人体的某个部位或穴位，然后沿直线或弧线推动；拿也是推拿中的主要手法之一，是用拇指和食指、中指提捏某个部位或穴位，把身体表面的皮肤肌肉提起来。这两种主要手法也是推拿这种中医保健方式的名称来源。

除此之外，还有搓、点、抖、拍等近百种手法，在具体的推拿过程中，推拿者会根据具体情况，灵活运用各种手法进行推拿按摩。

中医临床上，推拿一般应用于缓解颈、肩、腰腿疼痛和四肢骨关节、肌肉、神经等病变。那么，只靠人的一双手的推拿按摩是怎么起到舒缓病痛的作用的呢？

推拿是建立在中医经络、穴位的理论基础之上的。中医认为通过推拿刺激某些经络或穴位可以疏通气血、消瘀去积，从而达到放松肌肉、缓解疼痛的作用。

现代医学研究认为，推拿可以刺激人体的末梢神经，促进血液、淋巴循环及组织代谢，从而提高身体的新陈代谢水平。因此，它能够消除疲劳、恢复体力、振奋精神。

推拿既不需要专业的工具设备，也不需要药物，只靠

一双手就能操作。经过推拿按摩后，身体局部的血液循环
加快，能消除疲劳，放松身心，是日常保健放松的好选
择。但是，对于一些患有复杂的疾病——内部脏器有病
变，或者患有肿瘤的人，则不宜选择推拿，否则有可能加
重病情。

第四章

中 医
名 家

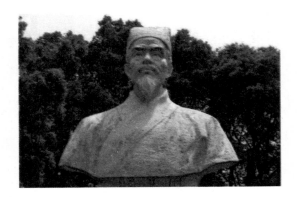

一、传说中的中医始祖岐黄

中医医生还有一个称谓——岐黄，中医医术也被称为岐黄之术。那么这个名字是什么意思呢？有什么样的来历？接下来我们就一起寻找答案吧。

黄帝是古代华夏部落的首领，后来打败其他的部落统一了天下，在他的治理下，国家繁荣安定。他有很多的功绩，比如，教会人们建造房屋，发明了车、船等，其中还有非常重要的一项，便是创立了中医。

相传，黄帝到了晚年，向仙人问治国和修身之术，仙人向黄帝传授了修道养生之法。黄帝得到启示，便到崆峒山去精心修炼，参悟自然中的轮回和万事万物的规律。

一天黄帝出去散步，走到了岐山附近，发现那里的人们似乎都不寻常：老人们鹤发童颜，精神非常好，走起路来健步如飞；年轻女性都皮肤白皙，容貌美丽，年轻男性都潇洒帅气。黄帝有些好奇，便问一位老人这是怎么回事。那老人便说，他们这里有一位神医岐伯，这里的人都沾了他的光，所以都身体健康，容貌俱佳。

黄帝听后，便对这位岐伯充满兴趣，他想到了自己的国家，总是有很多人被病痛折磨却没有办法治愈，如果真的能找到这位岐伯，将他的医术发扬广大，那样岂不是就造福了天下百姓？

于是，黄帝就开始在岐山当地寻访这位岐伯。功夫不负有心人，他终于找到了岐伯，两人见面后发现志趣相投，便促膝畅谈。原来这位岐伯也是位有大志向的人，他从小便喜欢观察日月星辰、自然天气，掌握了自然运行的规律。他认为人要顺应自然，调和阴阳，这样才能心情愉悦，身体康健。岐伯还拥有一颗仁慈的心，见到人们因为疾病受到折磨，便立志学医。因为他才智过人，所以很快就学有所成，他精通草木的药性，运用药草治疗疾病，有非常好的效果。

黄帝对岐伯又欣赏又敬佩，便向岐伯说明来意。他希望有一种能治病修身、造福天下的方法。岐伯也正有此意，于是两个人一起潜心研究，他们将道家的修炼方法、天地自然的规律和治疗疾病的方法，进行了融合汇总，最终形成了医术。因此，医术也被称为岐黄之术。黄帝和岐伯为了便于向其他人传授医术，还合著了一本医书《黄帝内经》。从此，许多人学习和发扬岐黄之术，帮助天下的百姓们摆脱病痛的折磨，黄帝和岐伯也被尊为中医的始祖。

二、尝百草的神农

药材的来源有很多，包括植物、矿物、动物等，其中最常见的就是自然界中的各种植物了。那么，是谁发现了这么多能够治病的植物呢？又是谁将这些植物的药性总结流传下来的呢？

在上古时期，有一位勤政爱民的部落首领。他教会了人们耕种和使用工具，因此被人们尊称为"神农"。

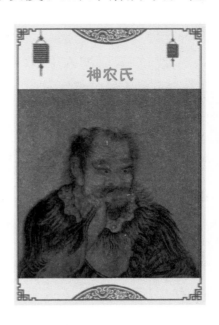

在神农发现植物的种子可以食用，并且能够播种种出粮食之前，人们以采集野果、打猎为生。神农是怎么发现植物可以当作食物来吃的呢？这还涉及一个神农尝百草的传说呢。

那时候，人们从大自然中采集食物，遇到食物不充足的时候就得饿肚子，而且人们还经常不小心吃下有毒或有害的食物，轻者生一场病，重者则会死亡。

神农看到这种情况，心里非常着急，他心想，要是能知道哪些植物是能吃的，哪些是不能吃的，哪些是能治病的，哪些是有毒的就好了。要想做到这些，就必须得有人亲自去尝，为了部落的人民，神农决定自己去尝。就在这时，神农听到天上传来一个声音："亲尝百草，危险重重，如果遇到毒草，你记住：五步之内，必有解药。"神农知道这是天神给自己的启示，于是在叩谢之后便开始去尝百草。

神农亲自品尝各种草木，并记录下每种草木吃下去后有什么反应。

就这样，神农日复一日地尝百草，他将部落周围的草木都尝遍之后，又跋山涉水到更远的地方。后来，他发现了可以用来充饥的谷子、稻子等，便带回了它们的种子，教人们播种和收获，这样人们就可以直接食用美味又安全的食物了。

每当神农尝到了有毒的草木，他便遵照天神的指示，在周围寻找解药。说来也神奇，真的每次都能找到解药。神农也因此发现了这些草木之间相生相克的原理，他把这些也都详细记录下来。

一次，神农发现了一种从未见过的草，开着黄色小花，他便像平常一样采集了草叶放进嘴里去尝，这种草入口十分苦涩。神农知道这是有毒的草，连忙吐了出来，但是为时已晚，他还没来得及寻找解药，就被断肠草毒死了。

神农尝百草，为后人留下了治病的中药宝库。后世为了纪念神农，为他修建了庙宇，并尊称他为"药王神"，奉为中国医药学的创始者。

三、第一位神医扁鹊

有一个成语叫作"起死回生"，意思是使死人复活，用来形容医生的医术高明。真的有人可以"起死回生"吗？究竟谁有这么大本事呢？接下来我们就一起去探究吧。

在春秋战国时期，有一个人，姓秦，名越人。秦越人年轻时候在一个旅馆里谋生，每天招待来来往往的客人，这些人中有穷人有富人，但是秦越人一视同仁。旅馆里经常来一位须发花白的老年人，穿着打扮很普通，但是秦越人觉得这个人气质不凡，便时常对这位老人多加照顾，态度也非常恭谨。

一次，那位老人又来到旅馆住宿，秦越人依旧热情地接待他，服侍他饮食起居。老人悄悄对秦越人说，我岁数大了，想要把治病救人的秘方传授给你，你学会后，去治病救人。秦越人很吃惊，但是他明白这是责任重大的事情，而且这位老人想要找可靠的人将医术传承下去，于是秦越人恭敬地答应了。老人便将自己的药方交给了秦越人，又给他一包药，让他用雨水冲服。秦越人吃了那包药以后，精力大增，很快学会了那些药方，拥有了高超的医术。

秦越人第一次给人治病，便治好了晋国的大臣赵简子，赵简子赏赐给他蓬鹊山四万亩田地。秦越人便在那里采药，研究医术，治病救人，因为他居住的地方有块像鹊鸟一样的扁石头，因此人们便尊称他为扁鹊。

扁鹊的医术精湛，但是他知道除了蓬鹊山，天下还有更大的地方，也有更多的人等着他去医治。于是他便云游天下，到处医治病人。一次，他到达虢国，正巧虢国太子得了"尸厥症"，人就像是死了一样，他用针砭刺入太子的三阳、五会等穴位，不久太子便醒了过来。经过这件事，扁鹊能够"起死回生"的事情便传开了。

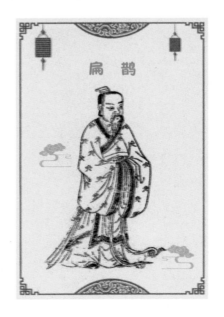

此后，扁鹊游历了多个国家，他不断总结经验，发明了"望闻问切"的诊断法，并逐渐精通内科、外科、妇科、儿科，

收获了越来越多的认可。

当时秦武王因为扭伤了腰而痛苦不已，宫中的太医也治不好，当时扁鹊正好到了秦国，秦武王便请扁鹊来为他治病。扁鹊只望了一下秦武王，便知道问题在哪里，然后用手在他的腰间推拿了几下，接着开了药方，熬成汤药给秦武王喝下，疼痛立刻就减轻了。秦武王十分高兴，想封扁鹊为太医，但是他身边的太医却害怕自己被替代，于是派人暗杀了扁鹊。

扁鹊是我国古代名医，他医术高超，济世为怀，奠定了中医诊法的基础，是我国中医药文化的开拓者。

四、外科圣手华佗

同学们看过《三国演义》吗？《三国演义》中有一段华佗为关羽刮骨疗毒的故事。这个故事虽然是后人编撰的，但是华佗在历史上确有其人，而且是位名医。我们接下来就一起去了解一下这位名医的生平吧。

华佗，字元化，是东汉末年著名的医学家。他的医术全面，精通内科、外科、儿科等，他诊断精确，治疗有效迅速，他还运用针灸、手术、养生等方法为病人治疗，他发明了用于麻醉的麻沸散，是我国古代外科手术的开创者。

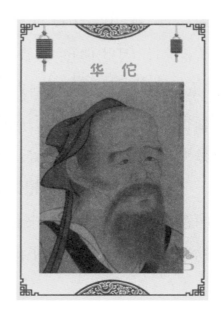

华佗

人们生了病，有些通过服药

可以治愈，有些通过针灸可以治疗，但是如果遇到了内脏
病变需要切除时，就必须要做手术了。做手术首先要解决
的就是麻醉问题，其实在华佗之前，就有人发现了能令人
麻醉的药物，但是从未有人用在做手术上。华佗总结了前
人的经验，经过多次的实验和配比，终于研制出了安全有
效的麻醉药——麻沸散。

麻沸散有很强的麻醉效果。病人做手术之前将麻沸散
就着热酒服下，很快就会昏睡过去。然后，华佗用专用的
刀具，为病人切除溃疡或者病变部位。手术做完后，用桑
皮线缝合，再敷上华佗配制的药膏，伤口能很快愈合，病
也就好了。

华佗擅长为人治病，但是他的行医理念却是"治人于
未病"，意思是在没有生病的时候预防，也就是平时要注
重保养，因此他创立了一种名叫"五禽戏"的锻炼方法。
"五禽戏"是华佗根据虎、鹿、熊、猿、鸟五种动物的形
态创编的一种健身操，平时多练习"五禽戏"，可以使血
脉流通顺畅，身体强健。

华佗这位身怀高超医术的医生，最后因为得罪了曹操
而被杀，他所写的医书也没有流传下来。但是，华佗培养
的弟子却传承和发扬了他的医术和精神。

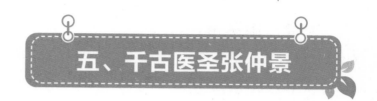

五、千古医圣张仲景

不知道同学们有没有留意过，许多中药店或者中医诊所，名称中往往有"堂"这个字，比如"同仁堂""保安堂"等。这是为什么呢？这其实与一位名医有关。我们接下来就一起去看看其中的缘故吧。

张仲景，名机，字仲景，河南南阳人，东汉时期著名的医学家。张仲景出生于没落的官僚家庭，家中有许多的书籍，从小受到家庭熏陶的张仲景很喜欢读书，尤其喜欢读医学书籍。

东汉末年，时局动荡，天下战乱不断。张仲景的父亲虽然在朝廷做官，但是张仲景却没有做官的想法，他看到因战乱而流离失所的百姓和四处爆发的瘟疫，树立了学医救人的志向。

于是张仲景拜了当地的一位医生为师，刻苦学习医术。他推崇儒家精神，虚心学习，为人谨慎，踏实勤恳。他认为自己不是天才，必须要靠刻苦学习来获得知识。他的师父十分赏识张仲景，将全部的医术传授给他。最终功夫不负有心人，张仲景的医术很快就超过了师父，受到了人们的称赞。

张仲景虽然没有做官的志向，但是根据当时朝廷的制度，每个地方都要向朝廷举荐孝顺父母、品德清廉的人，由朝廷分配官职。张仲景在外为人随和，在家中孝敬父母，因此被举孝廉，被朝廷派到了长沙任太守。

张仲景当了官，依旧不忘医生的本职，但是他已经无法再像以前一样到各家各户去看病。于是他便想了个办法，在府衙大堂设了桌椅，每逢初一和十五，便敞开府衙的大门，他坐在大堂上为百姓看病。百姓们听说后，奔走相告，每到坐堂看病的日子，前来找张仲景看病的人络绎不

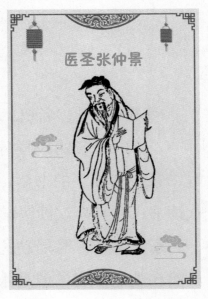

绝。坐堂的典故由此而来，后来人们就把中医坐在药铺看病的医生称为"坐堂医生"，许多药铺起名也喜欢用"某某堂"的形式。

　　张仲景医术高明，但是他意识到仅凭一己之力，根本不可能医治所有的人，需要有更多的人学医，掌握治病救人的方法。于是他便萌生了总结自己的医学经验，撰写医书的想法。

　　后来，张仲景辞官隐居，开始专心研究医学，撰写医书。他在长期的行医看病过程中积累了丰富经验，也形成了自己的医学理论。他将诊断病症和当时的阴阳学说结合在一起，创立了"辨证论治"方法。"辨证论治"分为"辨证"和"论治"两部分，"辨证"是辨别病人是哪种证型或目前属于生病的哪个阶段，比如感冒的病人，要辨别出是"风寒感冒"还是"风热感冒"，这是两种不同的证；再比如人得了麻疹，要看是在初期、中期还是后期，每个阶段都是不同的证。"论治"就是根据辨证的结果，进行治疗。

　　辨证论治是张仲景创立的伟大医学理论，后来成为中医治疗的基本原则，为中医学的发展做出了重大的贡献。张仲景的《伤寒杂病论》，不仅确立了辨证论治的法则，而且记载了大量的方剂，是中国医学史上的一部伟大著作。

六、医道高明的董奉

在东汉末年，有一位与神医的华佗、医圣张仲景齐名的医生，他就是董奉。他们三人医术高超，而且生活在同一个时代，因此被称为"建安三神医"。那么，董奉有什么样的经历和故事呢？我们一起来了解一下吧。

董奉，字君异，东汉时期的名医。董奉天生聪颖，从小学习医术，并且学有所成，他年轻时也曾经当过一段时间的小官，因不适应官场的生活，而且心怀治病救人的理念，于是辞官回家，为周围百姓行医治病。

董奉医术高明，很多人都来找他看病，但是很多来看病的穷苦百姓根本付不起医药费。于是董奉便立下了一个看病的规矩：不收药费和诊费，凡是被自己医治好的病人，轻症者需在附近栽下一棵杏树，重症者需栽种五棵杏树。

如此一来，找董奉看病的人更多了。董奉药到病除，病人便在董奉居住的地方种植杏树，房前屋后都种满了，就到山上种。几年以后，董奉就有了一大片杏林，春天杏花盛开，夏天果实累累。

董奉又在杏林里建了一个"草仓"装杏子，需要杏子的人可以用谷子来交换。很多人用谷子换杏子，如此一来，董奉便得到了很多谷子。他再将这些谷子拿去赈济灾民，接济一些贫苦的老者。

人们感念董奉的高尚医德，董奉居住的杏林也成为医德高尚的代名词。这也是直到现在中医被称为"杏林"的原因，医德高尚的中医就被称赞"誉满杏林"。

据说董奉医术高超，能治疗很多怪病。一次，董奉出游到处寻找草药，也顺便行医治病。到达交州时，他听说这里的太守得了暴病，呼吸已经没有了，正要办丧事。董奉就亲自到府上拿出三粒药丸放到太守口中，用水灌下。不一会儿，太守居然手脚都有了反应，皮肤颜色也转为正常，半天后就能坐起来了。众人连连称奇，将董奉称为神医。

还有传说董奉几十年面容不改，最后在隐居的庐山化作神仙飞走了。这些都是人们对董奉的崇拜和对他医术的褒奖，由此可见董奉深得百姓的爱戴。

七、从炼丹到制药的葛洪

　　在我国古代有这样一个人：他既能著书讲学，又能修行炼丹，还研究疾病，并写出了流传广泛的医书。这样一位多才多艺的古人，到底是谁呢？他为中医学做出了什么贡献呢？我们接下来一起去看看吧。

葛洪，字稚川，自号抱朴子，是东晋时期的著名学者、医药学家。

　　葛洪少年时期便勤奋好学，因为生性朴实，人们便称他是抱朴之士，他也就给自己起了个号，叫"抱朴子"，意思是怀抱淳朴、真实自然的人。后来，葛洪拜了一位炼丹家为师，开始潜心研究炼丹修道。葛洪二十一岁的时候加入了军队，还立下了战功，但是志不在此的葛洪第二年就放弃官职，继续修习道术，炼丹养性。

　　修道讲求日积月累，最终得道升仙，这是一个漫长的过程。葛洪认为修道的人也要学习医术，因为修道的人也会遇到疾病，而医术可以治病救人，保障自己的身体健康。因此，葛洪在修道的同时，也研习医术。

葛洪生来聪明，他学习医术时，结合自己的实践，将以前晦涩的医书与治疗方法简化，将药材换成更常见、便宜的品类，并据此写出了一部简单实用的医书——《肘后救卒方》。为什么叫这个名字呢？因为这书记录的都是一些常见的救急药方，内容通俗易懂，而且书也十分小巧，可以挂在手肘后面，随身携带，方便随时翻阅，因此得名。

《肘后救卒方》中对于各种急性病和传染病都有记载，比如传染病天花，被葛洪精确记录了下来，这是世界上对这种传染病最早的记载；他还记录了得了结核病的人死后仍能传染人的现象。当时的人还没有病毒的概念，不知道传染病是怎么回事，他们把传染病看做天降的灾难，但是葛洪却明确指出传染病是外界物质引起的，而不是鬼神作祟，这样的观点非常具有前瞻性。另外，他对被狂犬咬伤的人，治疗时用疯狗的脑组织敷在病人伤口上，已经和现代的免疫治疗有非常接近的理念了。

不仅如此，葛洪还在炼丹时发现了许多可以治疗疾病的物质和药方。当时炼丹的原料都是取自自然界的一些矿物、植物，烧炼的时候会发生一些反应，生成新的物质，比如密陀僧（氧化铅），比如铜青（碳酸铜）等。葛洪发现密陀僧可以防腐，铜青可以治疗皮肤病，而艾叶可以驱虫消毒。

葛洪《肘后救卒方》中提到的一些药方到现在依旧有借鉴作用，他的另一本书——《抱朴子》中也提到了许多药用植物的特性、产地、作用等，给后世留下了宝贵经验，对中医药的发展产生了重要影响。

八、药王孙思邈

你们知道"虎撑"吗？这是古代医生出门采药必带的一个物件，是一个圆圆的铁环。据说带着虎撑，为老虎看病也不会受到攻击。这是为什么呢？我们就从下文中去找答案吧。

孙思邈，唐代著名医学家，他出生于京兆华原（今陕西省铜川市）。

孙思邈小的时候，非常聪明，喜欢读书，但是他身体不好，父母总是带着他到处求医问药。因此他自小便立志要当医生，从此更加刻苦读书学习。到了十八岁时，他已经能为亲友看病了。又过了两年，他能为乡邻百姓治病，并精通道家典籍，对修道有了自己独到的见解。

孙思邈将道家的修身养性与医学治疗经验相结合，提倡日常养生和预防的重要性，他重视保健和运动，提出要保持心态平衡和愉悦，饮食要适量，生活要有规律等，这些观点现在依然是适用的，并且具有科学依据。

孙思邈十分重视医德，因为对道家精神的理解和崇奉，他对于金银财物看得十分淡然，但是对病人却严谨对待，一视同仁。

孙思邈还注重中药研究，他认为采收药材的时机十分重要，过早或过晚采收都会影响药效，他经过潜心研究，确定了许多种药材的最佳采收时间。最难得的是他对动物也有仁爱之心，认为动物的生命也同样珍贵，用动物入药去救人，等于杀生，因此从不用动物入药。或许正是因为孙思邈对动物的仁爱，民间还流传着一个他和动物的传奇故事。

传说，孙思邈晚年的时候，云游各地行医。一天，他云游到邱县这个地方，发现这里风景优美，人杰地灵，便在此停下定居。他效仿前辈董奉，治病不收钱，只让病人栽下杏树，不久他居住的地方就变成了一片郁郁葱葱的杏林。一次，孙思邈采药回来，遇到一只大老虎，他吃了一惊，但是那老虎并没有要伤害他的意思，而是趴了下来张开嘴巴给孙思邈看。孙思邈仔细观察，发现老虎的嘴里卡了一根骨头，他想要帮助老虎，可又怕老虎突然咬伤自己，他经过一番思考后，将自己挑药的扁担上的一个铜环摘下，放进虎嘴中撑住。然后，他将手从环中穿过，把那根骨头取了出来，又给老虎上了药。那老虎被治好后，就跟着孙思邈，看守杏林，甘当坐骑。

因为这个故事，铜环就流传了下来，被称为虎撑，成为了行医的标志，而虎守杏林也成为医术高超的代名词。

孙思邈一生云游各地行医，不断积累民间药方，并结合自己的经验，编著了中医名著《千金要方》。因为孙思邈医术高明，对中药的研究颇深，熟悉各种中药的药性，因此被后世尊称为"药王"。

九、药圣李时珍

明朝，有一位名医，他放着皇帝封赏的太医不做，却偏偏要跑到乡下去考察，跑到深山野岭去挖药材，这个人就是李时珍。那么，李时珍为什么要这么做？我们接下来就一起去看他的故事吧。

李时珍，字东壁，湖北蕲春县人，明代著名的医药学家。

李时珍出生在一个医药世家，祖父是医生，父亲也是当时的名医。李时珍从小受到家庭的熏陶，对药材、医书很感兴趣，但是父亲知道学医的艰辛，而且医生的社会地位并不高，他想让李时珍好好读书，考取功名。但是，李时珍却无意于仕途，中了秀才后的几次应试都落榜了，于是他就放弃了再考试，开始用心钻研医药。

李时珍因为对医学感兴趣，努力研习医术，加上跟随父亲学习，年纪轻轻医术就已经了不得。因为他治好了一位贵人的儿子，被举荐到太医院做了太医。李时珍在太医院的日子，抓住机会阅读皇家典藏的医书，并见到了许多珍稀的药材，这都为他以后研究医药打下了基础。

李时珍在太医院阅读古典医书时，回想起以前看过的许多医书，发现了一个严重的问题，那就是对药材记述十分混乱。有的是药名混杂，同一种药材在不同的书中叫法不一；还有的甚至把一种药材解释成几种不同的性状，比如有一味药叫远志，有的书上说它是一种小草，像麻黄，有的书上却说它像大青。这令李时珍十分头疼，因为药材中长得相似的非常多，但是药效却完全不同，有的甚至还有毒，因此将药材的性状、药效记录准确格外重要。

李时珍在太医院的日子过得很舒适，但是他的志向不在此处，而且他心中有了一个想法：编著一本全面、准确记录药物的书籍。有了想法就要实施，那时李时珍三十四岁，开始了编著医书的工作。但是，要想做成这件事必须要有丰富的行医经验和多方的实地考察，在太医院是做不成这件事的。于是，李时珍便从

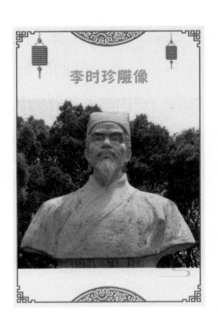

李时珍雕像

太医院辞官回乡，开设了东壁堂坐堂行医，同时继续医书的编著工作。那一年，李时珍四十岁。

将前人历时千年所著的大量医书重新整理、校正、编辑，并加入新的药材、药方，这个工作量特别巨大。做这件事还必须具有深厚的医学知识，广博的学识，并且还要有足够的耐心与时间。

李时珍自从开始编著医书，便开始了艰苦又忙碌的工作。一方面他要翻阅大量的古代医书，辨别不同医生的观点和记录的药方、药材；另一方面对于记录有出入的地方，他都要进行实地考察，亲自弄清楚药材真正的模样和药效。

李时珍参考了几百本书籍，走遍了名山大川，采集了无数的药材，收录了无数民间药方，历时 27 年，终于完成了一部史无前例的最系统、最科学的医书——《本草纲目》，在中医药发展的历史上留下了一笔宝贵的财富。

第五章

中医药学名著

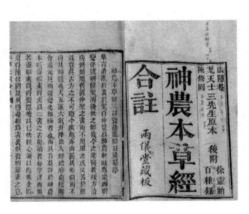

一、第一部综合性的医书《黄帝内经》

黄帝是上古时期的一位部落首领，他和一位名叫岐伯的医生一起探讨养生和治病之术。据传，黄帝将所有医术撰写成书，这便是《黄帝内经》。我们下面就一起来了解一下吧。

在古时候，人们把经典的著作称之为经，比如《诗经》《孝经》《三字经》等，佛家的著作也叫做经，比如《金刚经》《法华经》等。在医学方面也有这样一本经典，它就是《黄帝内经》。

《黄帝内经》中的黄帝是上古时期华夏部落首领的名字，内经是区别于《黄帝外经》而言的，本来有两本医书，但是《黄帝外经》佚失了，只有内经流传了下来。

《黄帝内经》是中国最早的医学典籍，也是第一部综合性的医书，它共分为《灵枢》《素问》两部分。《灵枢》共九卷，八十一篇，其重点论述了经络腧穴、针法等内容，可以说是一部讲述针灸的"针经"。《素问》也是九卷八十一篇，重点阐述了阴阳五行学说，论述了脏腑、病因、诊断治疗等内容。

《黄帝内经》建立了中医的阴阳五行学说、脉象学说等，又建立了病因学说、诊法、养生学等学说，奠定了人们认识人体的生理、病理的基础，同时记录了诊断及治疗的方法，可谓是中医学的始祖。

《黄帝内经》是融汇了中医理念、原理和治疗方法的经典书籍，它究竟是谁写的呢？

传说它是由上古时候的人文始祖黄帝撰写的。因为《黄帝内经》中涉及的知识既专业又庞杂，它是将以前靠经验传递的医术都总结起来写进了书中，而且建立起了中医的理念和学说。能做这样一件事的人只能是古时候的圣贤，而黄帝就是这样一位既懂得天地之道又懂得医术的圣人，因此人们认为这是黄帝著的医书似乎也合情合理。

但是细究《黄帝内经》，就会发现，无论是从写作的文体，还是其中出现的医疗知识，与秦代以后的情况更加吻合，因此这本巨著很有可能是在秦代以后编著而成。这样系统的一部书，包含的内容繁杂，很可能是多个人经过很长的时间集结增补完成的。因为黄帝被公认是中华民族的先祖，具有伟大的功绩，因此就托了黄帝的名字，将这部医书取名为《黄帝内经》。

《黄帝内经》比较全面地将秦汉以前的医学经验总结在一本书中，而且从超出医学的角度论述了天地人之间的相互联系，这使得它超出了一部医学著作的范畴，成为一部博大精深的文化百科全书。

二、释疑《黄帝内经》精华——《难经》

《西游记》想必大家都看过吧，《西游记》中唐僧师徒经历了九九八十一难终于取得真经。在中医学领域有一本这样的医书，其中也记载到了九九八十一难，只不过这个"难"不是灾难，而是"疑难"。我们接下来就一起去看下这本医书吧。

《黄帝内经》是我们国家最早的一部医书，其创立了中医经络、病机、诊法等学说，包含了养生、针灸、预防等内容，让那时候的人们对于自己的身体以及为什么会得病有了认识，是一部博大精深的医学典籍。

正因为《黄帝内经》包罗万象，含义精深，所以后人研读的时候难免会有不解之处和疑问。有人将对《黄帝内经》的疑问和疑难归结成了一本书，名字就叫《黄帝八十一难经》，简称《难经》。

《难经》中的难是"疑难"的意思。全书一共提出了八十一个难题，都和《黄帝内经》有关联，针对《内经》中涉及的学说和疗法等，提出了关于经络、诊脉、脏腑、病因、针刺等方面的问题。采用一问一答的形式，回答了这些问题，是一种形式独特的医学著作。

《难经》成书在汉朝，作者是秦越人，也就是东汉名医扁鹊。后来有多个版本的《难经》注本，现在我们看到的《难经》多是后来其他年代的人编著的注释本，也就是说带有注释的《难经》，是后人整理编著的版本。

《难经》共分为八十一难，其中，一至二十二难论脉，二十三至二十九难论经络，三十至四十七难论脏腑，四十八至六十一难论病，六十二至六十八难论腧穴，六十九至八十一难论针法。其中在经络学说方面，最早提出了"奇经八脉"的概念，创立了"命门"学说，创立了独特的切脉方法，这些都是《难经》对中医做出的贡献。

《难经》是古代医学的一部经典著作，成书早，其中所讨论内容多以基础的理论为主，对中医理论的形成和发展产生了深远的影响，是后世学习古代医学的必读之书。

三、奠定中医基础的《伤寒杂病论》

现代医学中对伤寒的定义是由伤寒杆菌引起的一种疾病。但是，在传统中医中，伤寒的含义要广得多，它指一切外感的疾病，包括多种传染病等。因为伤寒常见，传染性强，因此有人就专门以此为据，写了一本著名的医书——《伤寒杂病论》。我们接下来就详细了解一下吧。

《伤寒杂病论》是一部论述外感病和其他杂病的医学著作，作者是东汉末年"建安三神医"之一的张仲景。

张仲景生活的东汉末年，战乱不断，战乱过后往往会出现瘟疫。瘟疫指的是各种传染病，比如天花、鼠疫、疟疾等。瘟疫横行，人一旦感染，没有特效药物，很难治愈，而且它传染性强，因此许多人都在瘟疫中丧生，其中死于伤寒的人最多。

张仲景深感瘟疫之凶猛和可怕，便决心要利用平生所学，研制药方，著书流传，根治伤寒，最终他著成了《伤寒杂病论》。书中除了系统分析伤寒的原因、症状及治疗方法外，还记述了其他杂病，因此这本书分为《伤寒论》和《金匮要略》两部分。

《伤寒杂病论》的成就和影响巨大。首先是它确立了中医辨证论治的基本法则。这基本法则可以归结为"八纲辨证"和"六经论治"。

八纲辨证是辨证论治的具体原则。所谓八纲是指阴、阳、表、里、寒、热、虚、实。医者要辨别出病人到底是因为什么生病，是因为阴阳失衡、还是因寒证或热证，这便是八纲辨证。六经论治是从《黄帝内经·素问》中的六经理论引出的。所谓六经，就是三阳经(太阳经、阳明经、少阳经)和三阴经(太阴经、少阴经、厥阴经)。三阳经证多为热症、实症，三阴经证多为寒症、虚症。

通过八纲辨证，确定了具体的病症，再通过六经论治采用汗、吐、下、和、温、清、补、消等不同方法来治疗疾病。这就是辨证论治的复杂与精妙之处。

其次，《伤寒杂病论》中收录了一系列卓有成效的方剂。据统计，《伤寒论》和《金匮要略》两部分实收方剂269个。这些方剂均有严密而精妙的配伍，对于后世方剂学的发展，诸如药物配伍及加减变化的原则等都有着深远影响。

　　书中许多著名方剂在现代医学治疗中仍然发挥着巨大作用。例如，治疗乙型脑炎的白虎汤，治疗肺炎的麻黄杏仁石膏甘草汤等，这些都是《伤寒杂病论》留给后世的宝贵有效的药方，千年后仍在为人类造福，而且很多药方还流传到海外，如日本、朝鲜、越南、蒙古等国。

四、最古老的中药学著作《神农本草经》

我们知道了《黄帝内经》并不是黄帝所作，那么《神农本草经》与神农又有什么关系呢？让我们带着问题一起去了解一下这本专门记录中药材的书籍吧。

《神农本草经》是一本记录中药材的经典著作，也是现在已知的最早的一本中药学著作。它是秦汉时期众多的医学家共同整理而成的一本书，神农氏因为尝百草被奉为药王神，因此人们将这本书命名为《神农本草经》。全书分三卷，书中记载药物共 365 种，其中植物药 252 种，动物药 67 种，矿物药 46 种。原书早佚，现在我们看到的《神农本草经》是后世从历代本草书中集辑而成的。

《神农本草经》中的 365 种药物以三品分类法，分上、中、下三品，用来对应"天地人"三才。上品一百二十种，无毒，大多属于滋补强身的药材，如人参、甘草、大枣等，可以久服。中品一百二十种，无毒或有微毒，其中有的能补虚扶弱，如百合、当归、龙眼、鹿茸等；有的能祛邪抗病，如黄连、麻黄、白芷、黄芩等。下品一百二十五种，有毒者多，能祛邪破积，如大黄、乌头、巴豆等，不可久服。

三品分类法是中药学最早的分类法，后来的许多记载药物的书籍都采用这种分类方法。《神农本草经》除了将药物分类，它还提出了中药的配伍原则。配伍是指把两种或者两种以上的药物配合起来同时使用。

凡是中药都有自己的药性，各种药材之间的搭配是大学问。因为有些药材搭配在一起，可能会产生更好的疗效；有些会相互影响药性；甚至有些搭配在一起可能会产生毒性。搭配错了药材可能产生严重的后果，甚至会致人死亡。因此，了解每种药材的药性以及互相之间如何搭配是非常必要的，也是中医必须具备的基本知识。

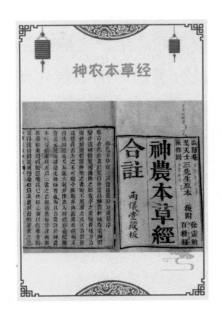

《神农本草经》的一大成就便是发现了药材之间的这种关系，并将各种药材之间的反应总结成了一个专门的术语——七情和合。

七情和合是指两味或两味以上的药材配在一个方剂中，相互之间会产生一定的反应。这种反应是多种多样的，有的对人有益，有的则有害。为什么是七情呢？因为《神农本草经》将这些反应总结为七种关系：单行、相须、相使、相畏、相恶、相反、相杀，这七情要认真辨别，斟酌组合，这便是"七情和合"的配伍原则，也是后世中药配伍的基础原则。

《神农本草经》将东汉以前零散的医药学知识进行了整理和总结，这是中医药历史上的第一次；其开创的"三品分类法"的编撰体例被后世长期沿用；"七情和合"原则在后世的用药实践中也发挥了巨大作用，对中医药学的发展产生了深远的影响。

五、影响深远的《本草经集注》

《神农本草经》是我们国家最早的一部记载中医药的医书，随着医学的发展以及中药品类的不断丰富，它的内容就不再全面了，因此便有人在此基础上重新整理编著，这就是《本草经集注》的由来。下面，我们就来了解一下这本书的具体内容吧。

《本草经集注》是一本中医药学的名著，它成书于南北朝时期，由当时的一位隐士陶弘景编著。

陶弘景是南北朝时期著名的医药学家、炼丹家。他知识渊博，精通各家学说和医药知识。

陶弘景自小喜爱读书，向往修道隐逸的生活。他年轻时在朝廷做了一段时间官，后来辞官归隐，拜了道士孙游岳为师，开始游历天下，寻经问道。他一边修道，一边研究草药医术。

陶弘景生活的时代距离《神农本草经》的成书时间已过去几百年了，原书早已散乱，这对于医生的日常治疗和中医的发展都造成了阻碍。

陶弘景便萌生了要将药材重新整理归纳总结的想法，于是他甄别了当时流传的各种《神农本草经》手抄本，确定了原属于《神农本草经》的365种药材，然后遴选出另外的365种药材增补进去，共收录药材730种，于是便有了这本《本草经集注》。

《本草经集注》中共分为7卷，记载药材730种。陶弘景对于药材的分类有自己独特的方式，他没有照搬《神农本草经》中"三品分类法"，而是按照药材的自然属性分为玉石、草木、虫兽、果、菜、米食、有名未用7大类，在每个大类里再按照"三品分类法"进行分类。

此外，他还加入了按照药材的治疗属性分类的方法，将这一类药称为"诸病通用药"。例如治风通用药有防风、防己、秦艽等；治黄疸通用药有茵陈、栀子、紫草等。这样分类大大方便了医生选择用药。

除此之外，这本书中还对药材的形态、产地、采制做了详细的论述，进一步丰富了人们对药材的认识。

《本草经集注》首创了用药材的自然属性进行分类

的方法，此后一千多年间这种方法一直都被沿用。这本中医药名著对我们国家的中医药发展起到了促进和推动作用。

六、成药宝典《太平惠民和剂局方》

你知道我国第一个由官方开办的药店叫什么吗？这个药店编写的第一本药剂指导书又是怎么火遍大江南北的？我们接下来就一起来了解一下吧。

宋代的时候，官府为了杜绝民间制造、贩卖假药，便成立了专门经营药品的机构——太医局熟药所，这是我们国家第一个官方开办的药店，后来改名为"太平惠民和剂局"。太平惠民和剂局既可以为百姓看病，也负责制作和出售成药。

什么是成药呢？简单来说就是已经配制好的药品，即把药材按照药方炮制加工，制成各种丸、丹、药膏等。成药有许多的好处：它便于储存和携带，方便病人购买和服用，药品可以扩散到更远的地方，因为当时的太平惠民和剂局只开在京城，辐射面比较窄，但是它制作的成药却可以流传到更远的地方，也就能惠及更多的人。

　　既然要制作成药，肯定要有统一的炮制药材的方法和治病的药方。太平惠民和剂局在长期的制药过程中，总结前人的经验，逐渐摸索出一些中药炮制和制作各种药剂的固定方法。他们将这些药方搜集到一起，编辑成册，于是《太平惠民和剂局方》便应运而生了。

　　《太平惠民和剂局方》共 10 卷，依据不同病征分为伤风、伤寒、一切气、痰饮、诸虚等 14 门，收录药方 788 个。书中记述了各种药方的主治病症、药材配伍以及具体的炮制方法，是一部流传广泛的用于临床治病的方书。

　　《太平惠民和剂局方》中记载了 187 种中药的炮制方法，是当时炮制中药的权威法则。书中有 788 个方剂，其中许多方剂一直到现在都还在应用，比如用于清热解毒的牛黄清心丸、补血养血的四物汤、调和肝脾的逍遥散等。

　　《太平惠民和剂局方》虽然使得中药炮制和药剂配伍有了标准和规范，但是它也有一些弊端。因为书中所记载的药方是固定的，针对的病症也比较笼统，但是实际上人生病的原因非常多，张仲景在《伤寒杂病论》中提出看病要"八纲辨证"和"六经论治"，也就是要辨证论治，具体问题具体对待。所以，只照搬书中的方剂，会造成不求病源，不求辨证的风气。

　　但是《太平惠民和剂局方》的贡献我们却不能忽视，

其中对中药炮制的规定，形成了炮制通则，许多的方剂长期流传，也证明了其有效性。所以，直到现在这部古代医书仍是现代中医药院校开授中药学、方剂学的参考书之一。

七、集中医之大成的《本草纲目》

李时珍是我们国家著名的医药学家，他不仅医术超群，而且学问精深，他将前人的经验和自己的实践相结合，耗费几十年时间写出了医药学巨著——《本草纲目》。我们接下来就一起去深入了解一下这本伟大的医药学名著吧。

《本草纲目》是明代名医李时珍编写的一部关于本草的著作，全书总共分为52卷，第一、二卷为序，第三、四卷为"百病主治药"，罗列了一些临证用药，从第五卷开始分类介绍各种药材。全书收录的药材共计1892种，并附有药材图片1109种。

"本草"是中药的代称，"纲"是概要总则的意思，"目"是指细则，"纲目"就是大纲和细目。《本草纲目》的意思就是中药的总则和细则，大类和小类。由此可见，这是一本以分类介绍各种中药为主的医学著作。

《本草纲目》的分类方法令人耳目一新，是前所未有的一种药材分类方式。书中把药材分为水、火、土、金石、草、谷、菜、果、木、器服、虫、鳞、介、禽、兽、人，共 16 部，部下面分类，合计 60 类。

书中先将形态相似的药材分为大类，将其命名为部，比如草部、菜部、果部、谷部等，这也是本草纲目的"纲"。在部中细分为类，比如草部又分 9 类（如山草、芳草、毒草、水草、苔类等），每类下面又细分为若干种。而且每部下面的类都是按照从小到大，从贱到贵的方式排列，方便查找。这是李时珍开创的一种新分类方法，纲目清晰，非常先进。

书中对每一种药材都有固定的介绍方式：在药名下设有释名、集解、辨疑正误、修治、气味、主治、发明、附方等栏目解说。"释名"用来说明此药材的命名含义和其他别名；"集解"用来介绍产地、品种、形态、采收等；"辨疑正误"是对历代本草记载有疑误者进行的更正；"修治"则阐述炮制方法；"气味"是说明药材性味及有毒无毒；"主治"指药材的功效；"发明"侧重阐述药性理论、用药要点及作者本人的见解；"附方"则是收录了以该药为主的、可以治疗病症的有效方剂。

《本草纲目》全书约有 190 万字，经历 27 年，修改了三遍才成书。书中首创了按照药材的自然属性逐级分类的方法，成为现代生物分类学的重要分类方法之一。书中吸收了历代的本草医书的精华部分，并对前人的医书进行了纠正和补充，并加入多种新的本草、药方，使它成就了当时最系统、最完整的一部医药学著作，被称为"东方医药巨典"，对中国乃至全世界都产生了重要影响。

第六章

中 药 材

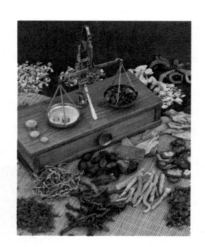

一、一起认识中药材

中药材是传统中医中可以入药的原料。中药材的种类非常多，用心观察的话，我们身边就有很多中药材，比如草地上长的蒲公英，街边卖的山楂等。你们还知道哪些中药材？都来说说看吧。

中药材在我们的生活中很常见，有些甚至就是我们常吃的食物，比如做饭常用的各种调料：花椒、八角、生姜；比如杂粮：赤小豆、白扁豆、莲子、黑芝麻等；还有一些水果花卉：木瓜、槐花、玫瑰花、沙棘等。这些材料既可以当作食物，同时又是具有某种功效的中药材。

除了常见的中药材，还有一

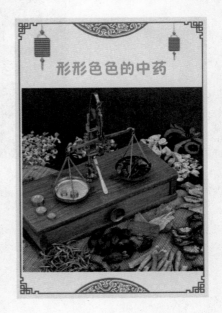

形形色色的中药

些是中药材中的"贵族"，这些中药材因为产量少、功效神奇，因此身价昂贵，比如人参、灵芝、冬虫夏草、藏红花、何首乌等。

自古以来，围绕着名贵中药材而流传的神话传说就层出不穷，比如人参可以化作白发老翁帮助贫苦百姓；灵芝则被称为"仙草"能令人起死回生等。这些神话故事包含了人们的美好愿望，也给这些中药材蒙上了一层神秘面纱，更使人觉得其珍贵无比。

中药材中还有一些比较"奇怪"的，只听名字，你绝对猜不出它是什么。比如，夜明砂这味中药，名字听起来十分雅致，从字面意思理解可能是某种矿石，但其实它是蝙蝠的粪便，主要用于治疗眼睛疾病，有清肝明目的作用。类似的还有白丁香、望月砂、蚕沙等，分别是麻雀、兔子和蚕的粪便。再比如牛膝，听起来好像是牛的膝盖骨，但是它是一种植物，和牛没有一点关系。

这就涉及一些中药的命名方法了，中药有很多命名方法，前面提到的夜明砂，虽是蝙蝠的排泄物，但是它的功能是明目，所以取名"夜明"，这是依据中药的功效进行命名的方法。

中药材纲目品种众多，分类方法也不一而足，可以按自然属性分为草、木、石等类别，但主要以植物性药材为主。所以，药材也被统称为"本草"。中药材也可以按不同的功效分为止血药、清热药、驱虫药等。

药材采集来后，并不能直接当作药物使用，需要经过炮制加工。炮制就是对中药材原料进行加工制作的过程。采集来的中药材首先要依据大小优劣进行挑选。然后对药材进行清洗、修剪、去掉杂质和非药用部分，再切片、切块、粉碎，经过晾晒、烘干、研磨等工序，便制成可以耐储存的药物。有些药材还需要配以辅料进行炮制，比如用蜂蜜和黄芪拌炒，可以增强黄芪补中益气的功效，用酒拌炒牛膝，可以增强牛膝活血化瘀的功效等。

中药材包含的品类众多，功效各异，炮制工序繁琐，这些都构成了中药材特有的文化，值得我们细细研究和探索。

二、中药材的名字是怎么来的

防风、乌头、鱼腥草、白果……药材的种类繁多，每一味药都有自己的名字，而这些名字千奇百怪，有的甚至让人摸不着头脑。那这些药名都是怎么来的呢？背后有什么样的依据呢？我们接下来就一起去看看药材是如何命名的吧。

药材的命名方式很多，常见的有用形态外观、味道、气味、颜色、主要功效等方式来命名。

比如防风这味药材，主要的功效就是祛风防范风邪，于是得名防风，这就是以药材的主要功效来命名的。比如乌头，因为外观看起来就像乌鸦的脑袋而得名，比如鱼腥草，因为有浓烈的鱼腥味而得名。五味子这位药材，名字来源是它的味道，五味子尝起来皮肉酸甜，而核的味道又苦又辣，果子还有咸味，真可谓是五味俱全。还有许多药材是用颜色来命名的，比如黄连、墨旱莲、白果等。

　　还有一些药材的命名与自身的形状、味道等都没关系，而是背后有其他的因素。比如安息香、苏合香的名字由来是因为它们原产于古代的安息国和苏合国，便以国名来命名。还有番泻叶、西红花等，前面带有"西""番"等字眼，这些都是古代称中原以外的国家的字，因此说明这些药材产自古代的异域。更有直接以其他国家的发音翻译过来的药名，比如曼陀罗，原产于印度，在梵文中读作"mandala"。

　　因为中药药名众多，命名又千姿百态，因此很多药材名字组合会形成别有韵味的语句，十分有趣。这里有一个关于明代名医李时珍以药名对对联的故事，我们一起来看下吧。

　　李时珍学识渊博，对中药材十分有研究。当时有位药铺老板，想要给自己的女儿找一个既了解中药又有才华的男子当丈夫，于是决定用药名作上联来征婚，那老板出了一个上联贴在门口："玉叶金花一条根。"这上联看字面意思是说金色的花和绿色的叶长在一条根上，其实这玉叶

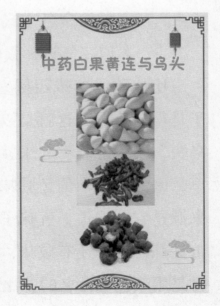

中药白果黄连与乌头

金花是一味药材，一条根也是一味药材，合起来又是一个语句通顺的上联，还暗含着夫妻同气连枝的意思，实在是精妙。

这时有位早就和老板女儿互相爱慕的青年想要对上对联，但是无奈不了解中药材，正想起名医李时珍，便前去求教。听青年说完此事，李时珍稍一沉思，便给出了下联："冬虫夏草九重皮"。这一句里面冬虫夏草是一味中药，九重皮也是一味中药，而且冬虫夏草对玉叶金花，一条根对九重皮，十分工整。

那青年十分高兴，便用此联回复了药店老板。药店老板心中虽然满意，但是仍然想考验一下青年，便又出了一个上联，限青年半天对出来。那上联是："白头翁，牵牛耕熟地"，这里白头翁、牵牛、熟地均是药材，而且上联是有完整句意的一句话。

青年连忙又跑去求教李时珍，李时珍便给出了下联："天仙子，相思配红娘"。既对仗工整又有与老板女儿婚配的愿望，可谓是相得益彰。

那老板这次也终于满意，最后让女儿和青年喜结连理，留下了中药对对联成就一段婚姻的佳话。

三、中药材如何分类

同学们都见过那些中药材？吃过哪些中药？那些药材是属于草药还是矿物药？功能是什么？这就涉及中药材的分类问题。接下来，我们就一起来了解药材是如何进行分类的吧。

药材是中药的原料，中药一直是中医治病的主要药物。千百年来，人们不断发现新的中药材，所以中药材的品类繁多。

许多的医生给中药材进行过分类总结，一般来说中药材有两种分类方法，即功能分类法和自然属性分类法。

中国第一部本草学专著《神农本草经》首先采用的中药分类法。书中365种药分为上中下三品，上品补虚养命，中品补虚治病，下品功专祛病，为中药按功能分类开拓了思路。唐代陈藏器的《本草拾遗》按药物的功用提出了著名的十种分类法，即宣、通、补、泻、燥、湿、滑、涩、轻、重，使此分类法有较大发展，并对方剂的分类具有重大影响。

到了清代，功能分类法已经趋于完善，清代黄宫绣的《本草求真》中，将520种药材按不同的功用，分为补剂、收涩、散剂、泻剂、血剂、杂剂、食物七大类。每个大类下面又分为不同的小类，比如补类又分平补、温补、补火、滋水等小类，

中药材功能分类法有明显的优点，便于医生掌握药性的相同和不同之处，又将同一类药材的药性、配伍、禁忌进行了区分，可以更好地指导医生在临床治疗时用药。现代中药学也普遍采用这种分类方法，只不过名称和分类稍有不同，比如现代中药分为解表药、清热药、泻下药、祛风湿药、芳香化湿药、利水渗湿药、温里药、理气药、消导药、驱虫药、止血药、活血药、化痰止咳平喘药、安神药、平肝熄风药、开窍药、补益药、固涩药、涌吐药等。

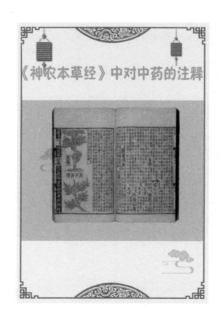

《神农本草经》中对中药的注释

另外还有按照中药材的自然属性进行分类的方法。梁代陶弘

景的《本草经集注》首先采用了自然属性分类法，将730种药物分为玉石、草木、虫兽、果、菜、米食、有名未用七类，每类中再分上中下三品，这是中药分类法的一大进步。唐代的《新修本草》、宋代的《证类本草》等书的中药分类法均与其大同小异。明代李时珍编著的《本草纲目》将中药材分为水、火、土、金石、草、谷、菜、果、介、木、服器、虫、鳞、禽、兽、人16部（纲），60类（目）。这是当时最科学、最完备的药材分类法，也是一直沿用至今的分类方法。

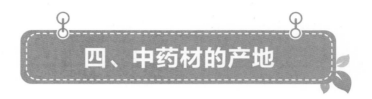

四、中药材的产地

中药材一般取自大自然，分布广泛。我们国家气候多样，地大物博，许多地方都盛产中药材。你生活的地方出产那些中药材？你知道哪些著名的中药产地呢？接下来，我们就一起了解一下中药材的产地吧。

中药一般都采用天然药材，比如各种植物、矿物、动物等，其中以植物类药材最多。

植物类的药材一般生长在自然环境中，但是我们国家地域广阔，气候多样，各地的环境差异很大，土壤、温度、水质等都不尽相同，所以生长的各种植物类药材也不同。即便是同一种药材，产地不同，其品质和药效也会有所不同。《本草纲目》中记载："凡用药必须择土地所宜者，则药力具，用之有据。"这句话是说药材产地的重要性。

这里还要说一个专业的名词——道地药材。那什么是道地药材呢?

　　道地药材,是指质量好,药效佳的药材,能称为道地药材的都是优质药材。成为道地药材要满足苛刻的条件,比如品种要优质、环境要适宜、炮制要考究、疗效突出等。因为环境对药材生长有很大的影响,所以道地药材一般都有明显的地域特点。

　　在漫长的中医发展中,经过人们不断地尝试与研究,逐渐总结出了一些有代表性的道地药材,还将出产道地药材的地方列为道地药材产区,如关药产区、北药产区、怀药产区等。每个产区都有自己代表性的道地药材。关药产区著名的药材有人参、鹿茸、防风、龙胆等,这里出产的特色药材比别处更加优质,比如

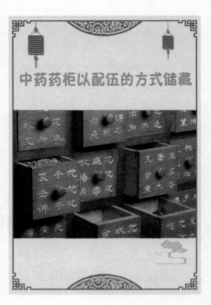

中药药柜以配伍的方式储藏

关药产区的鹿茸粗大肥壮、色泽好;龙胆根条粗长,颜色正。北药产区出产的酸枣仁个大饱满,色泽油润,党参表皮细嫩,肉质紧密。

　　中药材除了产地十分重要,采摘时机也很关键。《本草纲目》中记载:"凡诸草、木、昆虫,产之有地;根、叶、

花、实，采之有时。失其地，则性味少异；失其时，则气味不全。"如果失去采摘的最佳时机，那么药材的药性就会变差。

一般来说，根类和根茎类的药材，需要在冬季采收，这时候根茎中储存的营养最为丰富，有效成分含量也最高；树皮一类的药物，适合在春末夏初采收，这时候树木生长速度快，伤口容易愈合；花类药材在花未完全开放时采收，果实类则是自然成熟后采收。

古代人们没有掌握药材的种植技术，采药都要去自然环境中寻找，往往要跋山涉水，翻山越岭。随着社会与科技的发展，越来越多的中药材可以人工种植培养，且模拟自然生长的环境，在保证药材质量的前提下，提高了产量，方便了采收，促进了中药行业的繁荣和发展。

五、中药的药性与配伍

我们常从影视剧中看到，病人因服用配错的药，使身体变得虚弱，病情加重甚至死亡的桥段。现实中，各种药材的配伍是非常有讲究的，我们接下来就来了解一下中药材的特性常识吧。

中药之所以能够治愈疾病，是因为各种药材具有的药性。每种药材都有其特性，能发挥出治疗某种疾病的功效，这被称为药性。

在中医药理论中，中药的药性一般可归纳为寒、热、温、凉四种，对应的是人体因寒热变化引起的相应病症和相应的治疗效果。比如，能够减轻或者消除人体热证的药物，就属于寒性或凉性，像板蓝根就属于寒性，具有清热解毒的作用。相反的，能够减轻或者消除寒证的药物，则属于温性或者热性。

熟悉药材的药性是中医必需掌握的基础，此外，还要懂得药材配伍的原则和禁忌。

因为治疗的需要，将两种或多种药材搭配在一起使用的现象很常见。这种搭配使用药材的方法，就是配伍。《神农本草经》中将中药材配伍总结为"七情和合"。这七情分别是单行、相须、相使、相畏、相杀、相恶、相反。我们下面来了解一下它们都是什么意思。

单行，意思是用一味药来治疗某种疾病，如独参汤中只用一味人参。

相须，意思是两种作用相似的药配伍，具有相互协同的作用。如当归与白芍配伍，当归能够活血止痛，白芍则养血，二者合用，养血补血效果更好。

相使，意思是两种作用不同的药配伍，一为主药，一为辅药，辅药可以提高主药的功效。如防风与白术，防风可以去除外部的邪风，白术可以增强人体抵抗力，二者合用，可增强防风的效果。

相畏，意思是一种药能抑制或减轻另一种药的副作用。比如生半夏的毒副作用是令人咽痛，生姜和生半夏配伍，则可使生半夏的副作用大大减轻。

相杀，意思是一种药能减轻或消除另一种药的毒性。如羊血能解钩吻毒。

相恶，意思是两种药一起使用，其中一味药药性会被

破坏，如元参恶干姜，人参恶莱菔子。这属于配伍当中的
禁忌。

相反，意思是两种药合用会产生剧烈的毒副作用，如
乌头反半夏，甘草反甘遂。这是配伍中最大的禁忌，一旦
配错，有可能会对人体产生严重的伤害。

药材之间的相恶和相反都属于配伍禁忌，为了便于人
们牢记这些禁忌，历史上一些医药学家将中药配伍的禁忌
编成了歌谣，这就是"十八反歌"和"十九畏歌"，以此
来让人们牢记和重视，这也成为后世中药材配伍必须遵守
的规则。

六、中药的炮制

中药材一般都是自然中的植物、矿物等，但是我们买来的中药却已经看不出它们本来的样子。中药材要变成药物，还需要经过炮制。接下来我们就一起来了解中药材的炮制加工吧。

炮制，是将中药材原料进行加工处理，制成药物的过程。

炮制是中草药加工的必要环节，这是因为中药材大多是生药，采集来的药材带着泥土、杂物、异物，而且有的水分大、有的有异味或毒性，有的形状需要修整。炮制可以令生药洁净整齐，可以降低或者消除中药材的毒副作用，甚至可以改变它原有的药性，而且炮制后的药材更便于服用和储藏。

那炮制的过程是什么样的？采用的是什么方式呢？因为各种药材的特性和性状不同，所以炮制的方法也不同，常见的炮制方法有修制、水制、火制、水火共制等。

修制就是挑选、清洁、切制、粉碎药材。首先要将药材按优劣大小进行挑选，然后将药材上的泥土杂质或者不能入药的部分去掉，洗净，比如人参修制时要去掉上面的蒂，乌梅要去掉核等。然后是切制，需要根据不同药物的具体情况和惯例，切成各种形状或者粉碎，比如陈皮一般切成细丝，丹参一般切片，石决明一般碾成粉等。

修制可以去掉药材上面的杂质和非药用部分，也可以将大小不同的药材分成不同的等级，切制有利于药材中的药效成分析出，便于配制，也更好保存。

水制是用水或者其他液体处理药材的方法。水制具体分为漂洗、浸泡、闷润、水飞等。我们以水飞为例来进行简单介绍。水飞一般适用于不溶于水的矿物药。将研磨成粗粉的矿物药材放入水中，搅拌后倒出上层的混合液体，下层的粗颗粒继续研磨，如此反复，直至矿物药研细。经过水飞炮制的药材会变成极为细腻的粉末。

另外还有火制和水火共制的

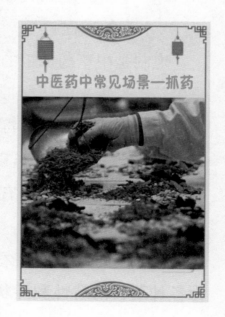

中医药中常见场景—抓药

炮制方法。火制就是将药材加热处理的方法，比如将药材放入锅中炒制，或者直接放进火中煅烧。水火共制有蒸、煮的方法，经过水火共制的药材可以在保留有效成分同时降低毒副作用。

中药炮制是一个复杂严谨的系统工作，以上只是简单介绍了几种常用的炮制方法，还有许多更加细致和巧妙的方法没有介绍。现实中，不同的药材有不同的炮制方法，这也是中医药文化博大精深之处。

中药炮制是在中医发展过程中逐渐发现和完善的处理中药材的方法。最早的《黄帝内经》《神农本草经》中就有记载，发展到东汉时期，已经有了近百种中药炮制方法。南宋时期，雷敩撰成我国第一部中药炮制专著——《雷公炮炙论》，到宋代时候官方规定了中药的炮制技术，许多炮制方法一直流传下来，沿用至今。

七、药食同源的中药材

一提起中药，同学们可能就会想起那些气味刺鼻，味道苦涩的中药，成语"良药苦口"说的就是能治病的药往往味道苦涩，难以入口。但是，很多中药材是我们日常生活中经常食用的，它们的味道也很好。

中药材中有一些既能当作药材使用，还可以当作日常吃的食物，这些材料很受人们的重视，并逐渐演变出中医中药食同源的理论。

既是食物也是中药的材料非常多，比如水果、豆类、鲜花等。

先说水果吧。木瓜是一种常见的热带水果，熟透的木瓜外表金黄，果肉吃起来汁水丰盈，香甜绵软，非常可口。其实，木瓜也是一味中药材，木瓜中含有番木瓜碱、木瓜蛋白酶等成分，具有抗菌消炎的作用，中医认为木瓜

"主利气，散滞血"可以用来缓解消化不良、心痛等病症。

除了木瓜以外，常见的龙眼、山楂、乌梅、覆盆子（树莓）等水果，也都是中药材。

一碗配料丰富、软糯香甜的八宝粥，很多人都喜欢喝。八宝粥中有各种谷物、干果和豆类，豆香和米香混合在一起，令人食欲大增。其实，八宝粥中也有很多味药材，比如白扁豆、赤小豆、莲子、黑芝麻、大枣等。中医认为白扁豆可以解暑化湿，黑芝麻可益精血、润肠燥，大枣可以健脾养胃。这些中药材也是食材，不仅好吃，还具有不同的功效，可以补充各种营养元素，对我们的身体健康有益处。

因为有些中药材是食物，有些食物也是中药材，因此在日常饮食中合理进行搭配，既能满足身体需求，还能调理机能，甚至治疗疾病，真是一举两得。由此也引申出专门以中药材融入日常饮食的食疗文化，这种饮食被称为药膳。

药膳是依据中医学、营养学的理论，将中药材和食材进行搭配，制作成美味可口的食物，既能让人满足口腹之欲，又能起到防病强身的作用。比如，将中药材决明子和鸡肝一起炖汤，可明目；将山楂做成山楂糕可以消食；当归炖鸡可以活血消肿，等等。

　　除了既能日常食用又能保健的中药材，还有很多中药材如菊花、玫瑰花、金银花、茉莉花等，既能观赏，又是能食用的中药材。而生姜、肉桂、八角、茴香等是平时炒菜、炖汤离不开的调味料，也是常用的中药材。

　　中医文化源远流长，中药材也多种多样，它们离我们的生活并不遥远，只要用心感受，你会发现中医药就存在于我们的日常生活中，就在每天的一粥一饭中。

第七章

民族医药

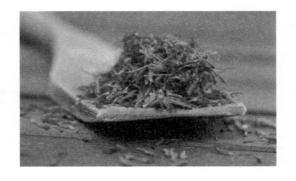

一、历久弥新的藏医

藏族是我们国家的少数民族之一，他们有自己的语言和文字，有自己独特的文化，其中藏医药文化是其重要的组成部分。

藏医起源较早，大约可以追溯到古代象雄文明时期。敦巴辛饶是最早的藏医，他是古代象雄国的王子，创立了雍仲本教，并向人们传授"五明学科"，引导人们走向文明，五明中重要的一项便是医学。他还撰写了《藏医九显论》等著作。

藏医最重要的一部著作是《四部医典》，相传是宁妥·云丹贡布编著的。宁妥·云丹贡布是一千多年前的吐蕃王朝时期最杰出的医学家，他从青少年时代就潜心研究医学知识。最终，他在西藏本土医学理论和实践的基础上，又吸收了其他医学的长处，编著完成了《四部医典》，书中记录了藏医的理论精华和医疗实践，是藏医药学中最系统、最完整的一部医书。

　　藏医认为人体是由三大因素、七种基础物质组成的。三大因素分别是"隆"（气）、"赤巴"（火）、"培根"（土和水）；七种基础物质分别是饮食精微、肉、血、脂肪、骨、骨髓、精。

　　藏医理论认为，"隆"在人体的功能是主气血、肢体活动、五官感觉、食物的输送分解等；"赤巴"可生发热能、调解体温气色、管饥渴消化等；"培根"主管味觉、睡眠、皮肤等。人之所以会生病是因为外界环境的变化和饮食起居对于三大因素产生影响，如果三大因素失调，人就会生病。由此，便产生了"隆"型、"赤巴"型和"培根"型的病人。

　　藏医常用的诊断方法也是望闻问切，但是藏医还注重尿诊。

　　所谓的尿诊就是对病人的尿液进行的观察、分析，从而诊断出相应的疾病。因为尿液是人体重要的排泄物，身体出现疾病，尿液也会有相应的变化。现代医学诊断疾病，尿液化验就是重要的检查项目。藏医进行尿诊，需

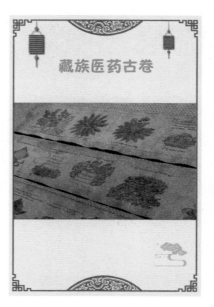

藏族医药古卷

要用病人清晨起来后第一次尿的尿液作为观察标本，将尿液盛在银碗中加以搅拌，观察其颜色、泡沫、沉淀物等，它不同于西医采用仪器分析化验尿液，全凭医生的丰富经验来判断。

　　藏医学起源久远，经过了长期的实践和经验积累，逐渐形成了自己独特的医学理论、千百年来，藏医们一直靠着这些宝贵的经验，为藏族同胞保养身体、疗愈病痛。

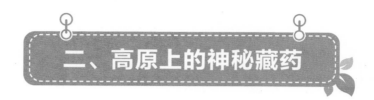

二、高原上的神秘藏药

　　藏族人民生活在世界上海拔最高的高原——青藏高原，这里大山密布、河流众多，有大片的草地森林，各种动植物资源丰富，是一个巨大的药材宝库。我们接下来就来了解一下青藏高原出产的药材吧。

　　藏药的品种很多，藏医药巨著《四部医典》中就收录了一千多种药物，被誉为"藏族《本草纲目》"的《晶珠本草》，收录的药材有2294种，其中植物药占据半数，还有多种动物药和矿物药，它是收录藏药最多的一部药典。

　　藏药中有许多是知名度很高的名贵药材，比如冬虫夏草、贝母、三七、灵芝等。冬虫夏草是一种真菌孢子寄生在昆虫的幼虫中，冬天埋在地下，孢子长满虫子内部，夏天菌丝生长，便从已经死去的虫子头部长出来，虫子的躯壳和长出的草就形成了一棵冬虫夏草。冬虫夏草味甘，性平，具有补肾益肺的作用，是一种稀有珍贵的中药材。

冬虫夏草"味甘性平"，是中医中对药材性味的描述。藏医药学中也有药材性味学说。藏医认为藏药材有六味，即甘、酸、咸、苦、辛、涩。六味产生于五行，即土、水、火、气、空。这五行是药材生长的必备条件，因为有了土，药材才能有根本；有了水，药材才能有汁液；有了火，才能有适宜的温度；有了气和空，才能有生长的动力和空间。

五行在药材中的偏盛产生了六味，比如水火偏盛的药材则味咸，火气偏盛的药物则味辛，土气偏盛的药材则味涩。药味不同，可治疗的疾病也不同，一般情况，甘、酸、咸、辛味的药材用来治疗隆病；苦、甘、涩味的药材用来治疗赤巴病；辛、酸、咸味的药材用来治疗培根病。

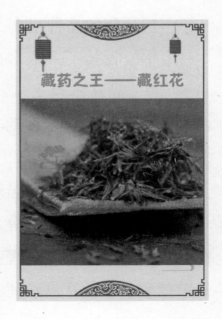

藏药之王——藏红花

某味药材针对某种病症是一种笼统的说法，具体的治疗和用药方法是非常复杂和繁琐的，它涉及每种药材不同的药性和配伍。藏医将药性分为温、润、寒、凉、软、热等十七种，然后针对不同的病症，将药材进行配伍。治疗时，用药的量也非常关键，用量过多会适得其反。

在藏药中有一种神奇的存在，名叫"坐台"，它是用金、银、珍珠、珊瑚等名贵矿物加上多种辅料经过特殊工艺炮制而成的，炮制过程去除了有毒有害成分，只剩下药物的精华部分，它对于风湿、痛风甚至中毒症状有很好的治疗效果。而且将"坐台"与其他药物进行搭配，还能提高这些药物的药效，因此它被奉为藏药至宝。

三、与草原生活结合的蒙医

　　一望无际的大草原、奔驰的骏马、洁白的羊群、蒙古包……蒙古族人生活的地方不仅有美丽的风光，还有灿烂的文化。我们接下来就一起了解一下蒙古族的传统医学吧。

　　蒙古族是一个传统的游牧民族，以畜牧为主，他们居住的地区，纬度高，冬季漫长寒冷，身体容易受到外界风寒的侵袭。古代蒙古族人的生活离不了马，经常骑马，所以经常会摔伤、扭伤等。蒙古族人从日常的饮食、周围生长的植物以及疗伤的过程中，逐渐摸索出了蒙古族独特的医学理论和治疗方式。

　　蒙医认为疾病的本质是寒、热两种，发病的部位有脏腑、黑脉、白脉、五官等；发病的原因有内因和外缘两方面，内因指的是三根七素，外缘指的是外部因素。

　　三根是指人体进行生命活动必需的三种能量和物质，

即赫依、希拉、巴干达。正常情况下三根相互依存，保持平衡，就像是一个凳子的三条腿一样，都一样长，凳子才能平稳。如果凳子的一条腿长了或者短了，凳子就会不平了。三根也是一样，三根中有一根偏盛或偏衰，就会引起失衡，就有可能导致疾病发生。

七素是指构成人体的基本物质，包括水谷精微、血、肉、脂、骨、髓、精液。七素三根，共同构成人体活动的物质基础。如果人体内部的三根七素失去平衡，或者外部环境打破了人体的平衡，那么人就会生病了。

蒙医根据发病的原因将疾病分为六种：赫依病、希拉病、巴干达病、血病、黄水病、虫病，这六种疾病被称为六基症。

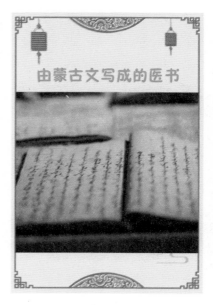

由蒙古文写成的医书

蒙医诊病运用的是"望、触、问"和中医的望闻问切相似。望诊主要是望整体、望五官、望排泄物；触诊主要是诊脉，也包括触摸病人的体温、按压是否疼痛等；问诊就是询问病人的病史、生活习惯、生病的过程等。

蒙医是蒙古族人民在长期的生活中总结和发展而成

的，它吸收了中医、藏医等医学理论的精华，形成具有民族特色的医学理论。蒙医是我们国家中医药文化中的一颗璀璨明珠。

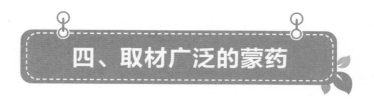

四、取材广泛的蒙药

　　我们已经知道中医保健治疗依靠中药、针灸、拔罐等疗法，蒙医治病依靠的是什么呢？当然是蒙药了。接下来，我们一起来了解一下蒙药吧。

　　蒙医治疗日常疾病也是依靠多种药材，这些药材被称为蒙药。据调查考证，蒙药有一千多种，其中绝大部分为植物性药材，常见的有沙参、苦参、甘草、百合、沙棘等，其余的为动物类和矿石类药材，如麝香、鹿茸、牛黄等。

　　蒙医将发病根源分为寒、热两种，将药性也分为寒、热两性。热性的药物多喜阳，生长在阳光充足的地带，这样的药物具备热性药物的药力，具备祛风寒、除湿气的作用。寒性药物则生长在寒冷背阴的地方，这样的药物具备镇静、降火的作用。

　　蒙医通过"望、触、问"诊断病人患有哪种疾病后，就要选择相应的治疗方法。比如赫依病，致病的原因可能是营养不良、受凉或者精神受刺激，治疗时就要选用温补药物，同时要让病人居住在温暖舒适的环境中。希拉病则有可能是因为吃多了热性油腻的食物，或者气温异常上升引起的，治疗时就要选用凉性的药物。

在蒙药中有很多药材，既是食物，也有药用价值，比如酸马奶、沙棘等。

酸马奶是用马奶发酵而成的一种饮料，含有丰富的维生素 C、微量元素和多种氨基酸等营养成分。蒙古人在长期的生活实践中，发现酸马奶对高血压、冠心病、慢性胃炎、结肠炎等疾病具有显著的预防和治疗作用，由此诞生了独特的"酸马奶疗法"。

沙棘是一种耐旱灌木，它会结出橙黄色的小粒浆果，叫做沙棘果。成熟后的沙棘果可以直接食用，不仅口味酸爽，而且营养丰富，它含有多种维生素、黄酮类化合物、氨基酸等营养物质。沙棘果还有很高的药用价值，具有止咳祛痰、活血散瘀、消食化滞等功能。

五、别具一格的苗医

苗族是一个古老的民族，苗族的语言、服饰、音乐、建筑等文化都独树一帜，别有风采。苗医是苗族文化的一部分，它有自己独特的理论和治病方法。我们接下来就一起来了解一下吧。

苗医起源很早，最初是由"巫"掌握，后来苗族人民在长期的生活中逐渐积累了丰富的医疗经验，并发展出了完整的医学理论。

苗医认为人之所以生病，与外界的自然环境和气候有很大关系。自然界中的日、月、寒、暑、风、霜，雨、露、雾都可产生毒邪，被称为风毒、寒毒、火毒、气毒、水毒等。当这些毒邪侵入人体后，人就会生病。如果人自身不注重保养，饮食失调、劳累过度或者受到意外伤害，也会导致各种疾病。

苗医将疾病分为冷病、热病两大类。苗医认为，毒、亏、伤、积、菌、虫是导致人体生病的六种因素，简称六因。这些病因侵害人体不同的部位或者器官，就会导致多种疾病，比如皮肤病、寄生虫、各种传染病等。这些疾病会表现出不同的病征，苗医将它们命名为症、疾、疔、经、翻等。比如，胳膊抽搐像鹞鹰煽动翅膀就叫"鹞子经"，膝关节红肿发亮、形如猫头的叫"猫头证"，颜色形状像高粱的"高粱痘证"，颜色像铜、铁的"铜疔""铁疔"等。这些病症命名一般根据疾病外观状况，以动、植物形象、金属色泽等取类比性名称，朴素生动，令人印象深刻。

苗医诊病一般通过望、嗅、问、摸、弹等方法。

"望"是指观察病人的精神、皮肤、头发等外在状态，察看指纹、舌象、眼睛颜色、咽喉、耳道等细节。如，病人头发有光泽则病情较轻；如果头发干枯杂乱，则有可能生病很久了。

"嗅"是指闻病人的口气、体味等，比如病人出汗后有酸臭味，则有可能是热病。

"问"主要是询问病人的发病时间、饮食、睡眠、自身感受等情况。

"摸"主要包括摸脉和摸患病的部位。苗医根据脉搏的节奏和强弱等来判定疾病，比如摸五指脉中的食指脉，如果快而有力，病人则可能会有忽冷忽热、恶心呕吐的症状。

"弹"是指医生用手指弹病人的肩背、脊旁等位置的皮肤或经络，以皮肤出现的疼痛感和颜色来判定疾病。

苗医治病的方法也很有特色。如果遇到急症，会采用放血、爆灯火疗等方式来治疗。放血就是用尖锐的器具点刺指尖、人中（上唇正上方的凹痕）、肘窝、舌下青筋等位置，放出一滴或几滴血。爆灯火疗则是用灯草芯浸透菜油，点燃后在病人身体的特定地方迅速点灼，使皮肤上出现白色的烧痕。

六、配伍独特的苗药

苗族人主要生活在我们国家的西南地区，这里山脉遍布，植物茂盛，各种动物栖息其中，也是天然的药材生长地。我们接下来就一起去看看苗药都有什么讲究吧。

苗族人生活的地区出产的药材种类多、产量大、品质好，比如苗族人聚集的贵州就出产优质的茯苓、天麻、桔梗、半夏、首乌等。

苗药的数量多，采集和制作也很讲究。

采集苗药时要抓住最好的时机，什么是最好的时机呢？就是药材的有效成分富足的时候。比如，根类药要在其第二年发芽前采集，这样根中富含更多的有效物质；花类药则要在含苞待放时采集。除此之外，动物类和矿物类药材采集也有标准，比如，虫类药材要辨别真假，不能有腐败者；矿物、金属则以杂质少的为好。

采集来的药材一般要经过加工、炮制才能成为真正的药材，有的还需要进行提炼、合成或制成丸剂、膏剂等。

制作好的药材才可以用来配方。苗医用药配方有两个法则：一是配单不配双；二是三位一体。

配单不配双指的是只用1，3，5，7……等单数种类药材来配置，药材种类不能出现2，4，6，8……等偶数。传统苗医认为配单比配双的疗效更好。

三位一体指三类药物共组成方。哪三类呢？用苗语来说就是各碑嘎、各薄嘎、各管嘎。

各碑嘎，意思是领头药，是针对病情起主要作用的药；各薄嘎，意为铺底药，是对领头药有帮助作用或对身体有补益作用的药；各管嘎，意为监护药，用来缓解领头药、铺底药的劣性和毒副作用。这三类药共同配成方，就叫作三位一体，传统苗医配药都要遵守这个原则。

苗医配药遵循三位一体原则时，要符合配单不配双的法则，每一味中药材种类只能用单数，不用双数。领头药只用一种；铺底药可用多种，但必须是单数；监护药也只能用一种。这样，配出来的药方都是单数。为什么领头药和监护药都只能用一种，而铺底药却可以用多种。这与药物的药性有关，领头药和监护药都是起主要作用的药物，因此只能用一种；铺底药是起补益作用的基础性药物，因此可以用多种。

　　苗药在治疗一些疑难杂症方面颇具特色。一些苗药在治疗皮肤病、烧烫伤、蛇咬伤等方面有独特的疗效，受到全国各地患者的信赖。

　　苗族人民在长期与疾病作斗争过程中，发现了许多药材，并摸索出独特的采集、炮制、配伍方式，逐渐形成了苗药文化。它和苗医文化一起组成了独特的苗族医药文化，是中医药文化的重要组成部分。